食物新本草目錄

第一章　緒論

第二章　穀類之部

第三章　飲食之部

第四章　製化食品之部

第五章　酒類之部

第八章　魚肉之部

第九章　鳥肉之部

第十章　獸肉之部

食物新本草目錄終

丁氏醫學叢書

食物新本草

無錫丁福保仲祜述

第一章 緒論

一、食物之總說

食物爲身體之營養料。一日不可缺者也。構成吾人身體之化學上成分。據昂比希富氏之報告。謂人身由水(五九)、蛋白(九)、膠質(六)、脂肪(二十一)、鑛質性鹽類(五)而成。此等之物質。不絕分解。其無用物由皮膚、泌尿器系統、呼吸器及消化器等而排除之。且起新陳代謝之作用。故不可不有補充之物質。因營養而攝取蛋白質、膠質、脂肪、含水炭素、水及鑛物性鹽類等。供此種營養之最簡單化合物。曰食素。含有食素之天然物及人造物。曰食品。食品中加以美味能補助消化力、興奮神經者。曰嗜好素。

其各嗜好素之混合物或嗜好素與食素之混合物。曰嗜好品。此等之三物混和適當。得遂身體之要求維持身體物質之平衡者。曰飲食物。例如肉類、穀類、乳汁、卵等之類。卽爲食品果實漿汁中含有之百苦陣、(ペクチン)茶或珈琲中含有之茶素、(卽珈琲涅)各種植物中含有之苦味質、揮發油酒類含有之酒精等。卽爲嗜好素。茶珈琲、果實、酒類、飲料、香辛類、甘味類、食鹽類、醬油等卽爲嗜好品。

(効用) 食素中之膠質。與動物體之軟骨組織及結締組織等。於水中煮沸之際。遂成骨膠與軟骨膠。骨膠類似蛋白質。因消化而變爲百布頓。軟骨膠雖含蛋白質與脂肪。然食之甚難。脂肪爲硬脂酸、軟脂酸、油酸與倔利設林之化合物。卽含有炭素、酸素、水素。與蛋白質同爲細胞形成上之必要物。且爲溫熱發生之原因。含水炭素爲構成植物性食品之要素。由炭素、酸素、水素而成。除葡萄糖、果糖、乳糖、蔗糖、麥芽糖等之外。尚有澱粉、糊精、橡皮質、木纖維等之別。故含水炭素化爲糖分而入於血液中於細胞內起酸化作用。變爲炭酸與水。發生溫熱。且可因之節減脂肪與蛋白質之用。礦物性鹽類。對於身體之構成上亦屬緊要。爲加僧謨、那篤僧謨、加爾叟謨、(鈣)苦土、(鎂)鐵、硫酸、炭酸、燐酸等之化合生成物、鹽類所以供細胞、血液、消化液(胃液)等生成之用。

水占體重三分之二。消化液以之組成。身體之分解成蹟體。（例如尿素）排出於體外時。亦以水爲媒介。且爲調節溫熱之用。即皮膚之蒸發發散作用多。體溫之放出亦多。蒸發發散之作用少。體溫之放出亦少。嗜好素能刺戟味神經。佳良食品之味。且助其消化。促胃液之分泌。助胃之運動。適宜之際。能增加心身之勢力也。

（附記）吾人每日應攝取之食物分量。隨體量、勞動、氣候等而異。今據歐洲學者之研究。中等勞動者一日間之保健食物。就吾國人之體量畧行改訂之。示之於下。

蛋白質二兩七錢。餘脂肪五錢。餘炭水化物十二兩八錢。

右係理論上之計算。據日本東京衞生試驗所報告之實例。則如次。第一、牛乳一合。大醬五錢。菜（葱、胡蘿蔔、藕、馬鈴薯、甘藷、慈姑、胡瓜等）五兩五錢。肉類（牛肉、鷄肉、羊豚肉等）六兩。白米四合。其中之各種滋養素。蛋白質二兩六錢半。脂肪七錢半。炭水化物十二兩。第二、鷄卵二個。大醬五錢。野菜（菠稜草、土當歸、百合、蕪菁、藕、筍、薯蕷等）五兩。魚肉（鮪、鯖、鱸、鰤、鯰、泥鰌、梅魚、鰡等）六兩六錢。白米四合。其中之各種滋養素。蛋白質二兩七錢。脂肪五錢。炭水化物十一兩九錢。第三、豆腐二兩五錢。莢菜豆、燒麩等。一兩八錢。魚類（鰺、鮒、蝦虎魚等）二兩五錢。胡麻油、牛脂等一錢。鷄肉三兩。醬一兩。白米四合其中之各種滋養素蛋白質二兩七錢餘脂肪五錢餘炭水化物十一兩六錢餘。

二、消化之總說

胃液腺圖

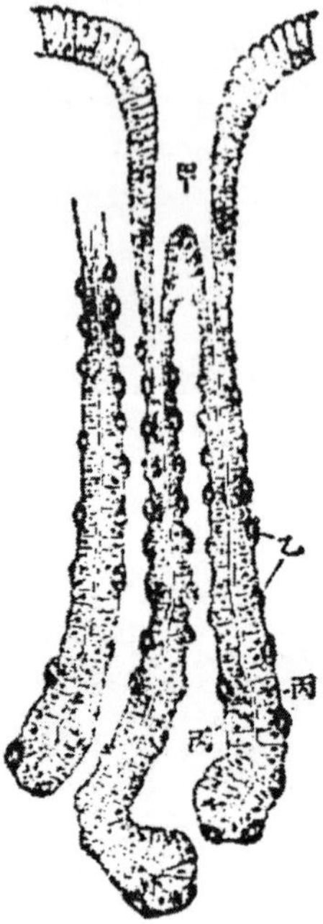

甲管壁之上部　乙例細胞　丙主細胞

唾腺圖

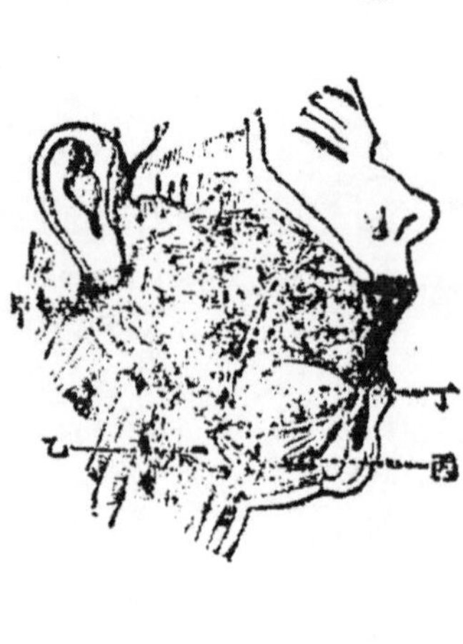

甲耳腺　乙顎下腺　丙舌下腺　丁舌

將食物內之營養分同化於吾人體質內之作用曰消化然發生此同化作用消化食物將滋養分配賦於身體之各部。同時將殘廢物排出體外必有一定之機管此機管之總稱曰消化器。此等之諸器官。均連結為一條之管腔。其他尚有分泌液體之諸腺。亦為食物消化上所必要者。消食器之名稱。若循其順序而列舉之。則有口腔、咽頭腔、食道、胃及腸等。其附屬諸腺之名稱曰唾腺、胃腺、肝臟及膵臟等。食物先自口腔而入。賴齒力舌力而咀嚼。賴水分、粘液及唾液之助。自咽頭經食道而入於胃中。食道與胃之交界處。曰賁門。自賁門而入於胃中之食物。由位於胃之周壁之胃腺。促胃液之分泌。食物受其作用。變為灰白色之濃液汁。稱之曰糜粥。復經胃腸交界處之幽門而入於腸中。腸與胃連絡之部。為十二指腸。食物達小腸內。由腸壁分泌之腸液、肝臟分泌之膽汁、及膵臟輸送之膵液等。將糜粥復行消化。因消化而得之營養分。被腸壁吸收。分布於身體之各部。不消化之殘物。經大腸而成糞塊。自肛門排泄於體外也。

消化作用　食物入口腔之後。由唾液中含有一種之唾液素。將其澱粉質之一部。變為葡萄糖。溶解於水中甚易。食物遂經食道而達胃中。普通呈蒼白色之胃部內面。忽血管充張而呈紅色。胃液之分泌繁盛。胃壁之筋肉。起一種之運動。使食物與胃液混和。遂成前述之糜粥。經幽門而入小腸。胃液之主要成分。曰胃液素。能令蛋白質吸收於體內之各部。且有化為百布頓之効力。糜粥者。即由胃液百布頓與未起變化之脂肪、糖分、食鹽等而成。其一部分爲分布於胃之亞粘膜之血管及淋巴管所吸收。其大部分自幽門而入於小腸。幽門由輪狀之筋纖維(卽稱之曰括約筋者)而成。此筋收

消化管一部之模型圖

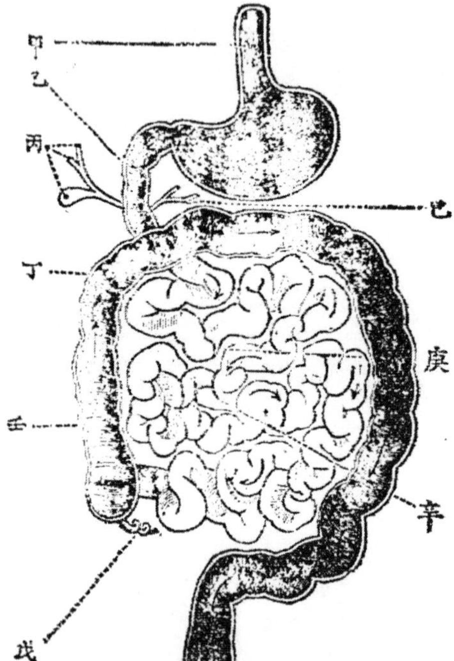

甲食道
乙十二指腸
丙膽囊及膽管
丁壬大腸
戊盲腸上之蟲樣垂
己膵管
庚辛小腸

縮時、則塞其通路。緩張時、則開其通路。胃中之物質導入腸內。夫食物未變化爲糜粥之間幽門之通路固屬閉塞然使胃中有不消化之食物則不易經幽門而入小腸必

須食物強壓幽門胃筋與幽門筋起劇烈之爭鬪終至幽門不能抵抗胃部其不消化

(一)口腔(二)齒(三)舌(四)咽頭(五)食道(六)噴門(七)胃(八)幽門(九)小灣(十)大灣(十一)肝臟(十二)膽囊(十三)膵臟(十四)膽膵兩管合注處(十五)十二指腸(十六)空腸(十七)廻腸(十八)盲腸(十九)蟲様垂(二十)上行結腸(二十一)横行結腸(二十二)下行結腸(二十三)S字部(二十四)直腸(二十五)肛門(二十六)鼻腔(二十七)喉頭(二十八)氣管(二十九)肺臟

消化器圖

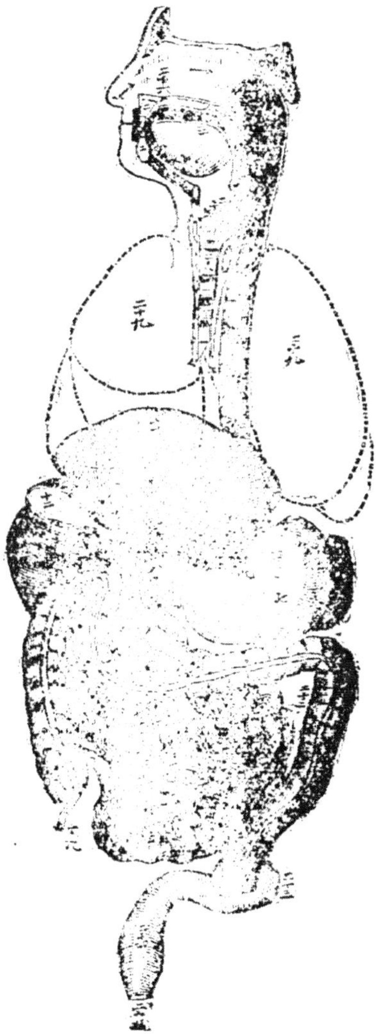

之物遂通過也此時之腹中起劇痛或兩者均屬疲勞疾病遂由是生焉入於小腸內

之糜粥。復賴腸部分泌之腸液、肝臟分泌之膽汁及膵臟分泌之膵液。消化脂肪、糖分及鹽分。由是而消化之滋養分。透小腸內之薄膜。爲血管及乳糜管所吸收。便克循環於全身。不消化之殘廢物中。水之一部。爲大腸之周壁所吸收。其餘之物。悉自肛門排出於體外。肛門與幽門同。由括約筋而成。平時收縮而閉塞。糞塊湧來之時。則弛緩而任其通過之。

消化力　健康者之胃。攝取食物之後。至遲在六時以內。必能消化而送入腸內。今就主要之食品滯留於胃中之時間。示之於次。即米一時間至一時間二十分。鷄卵（煑過三分鐘而柔軟者）一時間四十五分。牛乳一時間半至二時間。水一時間十五分。鰻鱺二時間至二時十五分。生鷄卵二時間至二時十五分。小麥麵包二時間至二時二十分。珈琲二時間至二時二十分。鷄、鳩三時間。犢肉三時間。馬鈴薯三時間。豚肉四時間。鷄卵（煑沸過久而堅硬者）四時間。黑麵包四時間。

欲知腸之消化力。調查糞便亦屬緊要。今列舉各物品。其順序準消化之難易。最易者置之於首。以上循其難易之程度而列之。

肉　鷄卵　白麵包　牛乳　米　玉蜀黍　燕麥　馬鈴薯　黑麵包

（注意）（一）食品專食易於消化之物不若混食易消化者與粗糙者之佳此事與體力之養成上有莫大之關係若專食易於消化之物消化機能必不發達體質反虛弱故消化品與不消化品之調和極宜注意（二）兒童之身體發育較盛故宜攝取多量之飲食物然雖分不可過多（三）食物之量及調理之方法等須斟酌運動之强弱消食器之健否及境遇之如何等有飽食之習慣任意食不良之食物對於消食器之保護上最爲不宜（四）食物須十分咀嚼後方可嚥下不可加用多量之飲料消食器衰弱之時不可多食更不可攝取過冷過熱之食物（五）身體或精神有劇烈之動作後不可飲食食後亦不可營勞精疲神之事食事中使用精神最爲有害（六）就蓐前三時間以後食物有不消化之虞則以不飲食爲佳（七）著用狹小之衣服或有前屈習慣之人有妨橫隔膜之運動食慾不進故當切戒食慾之增減與空氣之良否有莫大之關係故須吸收新鮮之空氣（八）菓子類有妨害胃液之作用不可多食又如茶、珈琲之興奮性飲料能凝固食物中之蛋白質有妨消化故不可過飲其他之注意詳胃腸衛生法茲不贅。

第二章　穀類之部

穀類之總說

性質　穀類雖含同一之成分。而胎孕之滋養分則各不同。其成分、大抵含蛋白、澱粉、護謨(即橡皮)糖分、脂肪、植物纖維、鹽分、水分。然從品物之不同。分量自分多寡。例如小麥。蛋白一二至一四。澱粉六〇至六七。裸麥蛋白一一至一三、五。澱粉五〇至五五。大麥、燕麥、蜀黍、蕎麥等。蛋白九至一三。米之蛋白質五至六。

効能　成分中之最要者。爲蛋白質。而一粒中滋養分之配布。頗不平均。植物纖維。爲穀粒之被膜。磨擦之時。即變爲糖而剝脫。密着被膜而毫不分離者。則有細胞層。此細胞層含有多少之脂肪與蛋白。其他蛋白與澱粉。都存於顆粒之內部。是即具滋養人體之効用者也。

注意　穀類有腐敗而生黴者。人食此種穀類。則發痙攣、壞疽、脚氣等之中毒症。

米

性質　米粒之中。蛋白質七、八。脂肪一、一。灰分一、二。水分一三、二。除去水分之時。則其成分蛋白質爲第一。脂肪次之。灰分又次之。蛋白質與雞卵之白相同。爲第一滋養人體之物。其他二成分亦不可缺少。

效能　多數食物中。米爲最要。吾人以米爲常食。由於習慣。而適於人體。近時肉食盛行以來。有謂食獸肉鳥肉。較米食爲優者。然但食肉類而廢食米。斷不能保其健康。米中之蛋白質。與雞卵及肉類中所含者。爲同一之成分。縱令不食肉類雞卵。亦有同一之效能。米中之脂肪質。有强壯身體使之肥滿之效。而其消化。大抵於食後一時間已竟其功。

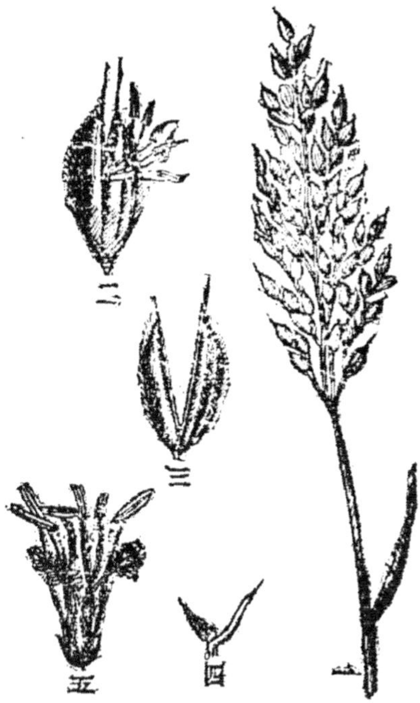

稻　(一)稻穗　(二)小穗　(三)殼二片
(四)穎二片　(五)雌雄蕊與花穎二片

注意　多量食之。則有停滯之患。且須煮之極軟。否則難於消化。

小麥

性質　小麥、大抵與馬鈴薯之性質相同。所異者。含有多量石灰分也。是亦為重要之食料品。

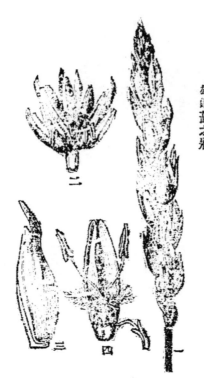

小麥　(一)穗　(二)小穗　(三)外殼　(四)示內殼前有雄雌蕋之狀

效能　石灰為組成骨質之要物。而少年體軀之成長時。尤以含有石灰分為最良。

注意　多食之能起逆上。

薏苡

性質　薏苡為飢饉之糧。頗有效益。又有効於藥用。為古來所稱道。蓋薏苡不但可充凶歲之用。即為平日之食糧。利益亦幾類於米。故為亞於米之良品。於某地、則不問年之豐歉。常培養之以為食料之一端。而其栽植之法頗易。不問氣候之寒暖、土地之輕鬆與粘硬。皆能繁茂。殊非他種穀類之可比。

供於食用者。礱磨二三回。脫去仁皮。用一分八厘之篩。篩分而搗舂之。其法、仁一升。混水二合而搗舂自易成爲精品。與米等分合煮。則較麥飯之味爲美。水浸一晝夜。與糯米等分混合而蒸搗者。則可爲多滋養分之餅。其他製飴、釀酒。又可爲麪包。

効能　爲餅·飴·酒·麪包而食之。大有裨益於健康。供於醫療。亦有効驗。近今之薏苡飴。於肺病頗奏特効。因富於滋養分故也。

栽培法之易。如前所述。故下種狹隘之地面。可得較多之收穫。其播種期。隨氣候而稍有遲速。然大抵八十八夜前後。卽自二月下旬至三月上旬、爲最好期也。播種之前。選擇柔軟之土質而耕耘之。畦闊二尺或三尺。畦上開二條之溝。撒布堆肥或灰肥之類。一尺之間。下種二三粒。覆之以土。發芽二三寸而成長者。則刪除雜草一二次而中耕之。稀薄之糞肥。補給二三回便可。當四月上旬。移植甘藷之畦間。則收穫尤多。收穫期爲七月上旬至八月上旬。其實爲黑色。稍散落於地上。當取而刈之。乾燥二三日。用粗圓木打落。再乾而貯藏之。

粟

性質　粟於穀類中。養分最富。爲人生所必需。其成分、含有蛋白質、澱粉、糖分、脂肪等。就中植物纖維。鹽分尤多。其他含幾分之水。其味微鹼。而爲無毒性之食品。生食難於消化。熟食則因之而生蟲者有之。

効能　稍有特異之香氣。能養腎。去胃熱。利小便。故能治消渴病。

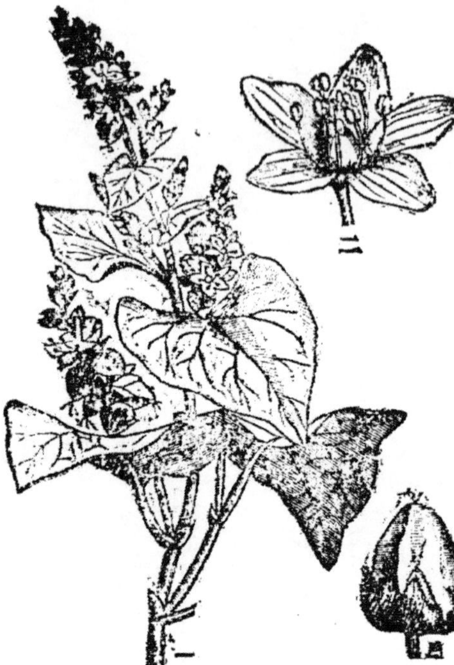

蕎麥
(一)莖已花者之一部
(二)一花之放大形
(三)果實

蕎麥

性質　蕎麥含一種之加里性。且有粘滑性。故爲一種之疏滌劑。

効能　滑潤腸裡面而通大便。吸收於血中則循行粘膜。入腎而有利尿之効。

注意　過食則能冷却內部。

稷

性質 稷爲黍之無粘着性者。含有多量糖分及水分。而爲無毒質之食品。

效能 補胃。涼血有消暑之効。

注意 能令腹中發冷。故不可多食。尤忌爲小兒之食料。

黍

性質 黍味甘溫而有滋養之益。調理得宜。則爲佳良之食品。

效能 對於肺病。成效顯著。强健者食之。運動尤形活潑。

注意 永久食之。則有煩熱之患。與葵菜合食則成痼疾。與牛肉白酒合食。則生白蟲。

稗

性質 稗味辛而甘苦。爲無毒質物。

效能 爲飯食之有益於脾。故可爲人之食料。

注意 過食則有停滯之患。

玉蜀黍

性質　玉蜀黍。爲救荒食物最適用。已爲人所熟知。日本農家。多與麥、豌豆等同煮。以爲一切之間食物。美國栽培之。常與小麥同爲主要農作物。日常食用以外。且爲精製品而輸出者頗夥。

玉蜀黍隨處可種。不擇地而成熟。自播種至收穫之日數。較他穀物爲早。且耕作甚易。殊非米麥所能及。故西洋人稱之爲穀類之王。

効能　滋養分之多。非他穀所能比者。久爲實驗者所稱道。故無論爲米之代用品。決無有害。卽衛生與經濟上。亦皆利益顯著者也。

注意　細末置十日後。輒發油臭與香。故不宜預爲粉末。宜於臨時爲之。當成熟之季。欲充每日之食用者。宜於半熟時。（以指可壓潰之時）取其穗。割開外皮。除去赤毛。復覆以外皮。割處以絲結紮。用鹽水或清水。適宜煮熟。則可不失其甘味之汁。乘熱迅速冷却之處。

大豆

性質　大豆於豆類之中。非特含有澱粉。尙含有類似乾酪素之蛋白質。兼多少之脂肪。頗富於營養分者也。其成分水分一二、三三。蛋白質三七、七五。油質二〇、八九。

纖維質一、五。灰分三、八六。澱粉溶解性之細胞纖。糖質及護謨質二一四、五八。

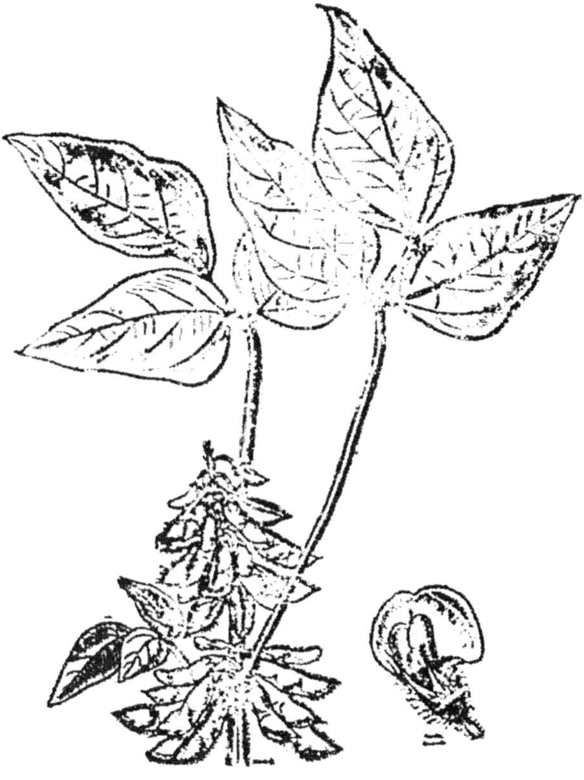

大豆　(一)大豆有莢之枝　(二)一花之放大形

效用　豆類中占最高之地位者。為大豆及小豆。是實亞於米、麥、薯類之食品也。其效用、不遜於肉類。我國人民多食之而保其健全。是因富於蛋白質故也。

注意　此諸肉類。不消化分之量較多。故食用之時。須十分煮熟。使之軟化。

小豆

性質　小豆亦與大豆相同。毫無所異。其成分、如大粒赤小豆。則水分一三、一。蛋白

質一、八五五油質八九纖維質八、八灰分二、九四澱粉溶解性之細胞纖維質及護謨質五五、七二

効能 効用、亦與前者無大差。其用途、爲饅頭等之食品。又如有多量水分之脚氣病。則爲藥用。

注意 多食之。則來下痢。稍生酸氣者。則爲腐敗之兆。决不可食。

黄大豆

性質 其味甘溫無毒。炒熟者、不生黴毒。

効能 利大便。消水腫。營養上殊有宏益。

注意 過量食之。則發咳嗽。且有面發黃疥者。

黑大豆

性質 味甘平無毒。然生者溫熱之。則性殊寒。

効能 飲其煮汁。有治水脹、消蟲毒之効。

注意 炒豆與猪肉同食。於小兒大忌。

落花生

性質　落花生、爲阿非利加洲及中央亞米利加之熱帶地方之原產物。現今栽殖於我國者。則有二種。一爲米國種。栽培於各地者。均屬此種。其莢長大。其殼最薄。外皮呈淡黃色。一莢中包藏三子粒。其粒巨大。比之他產者。尤爲上品。一爲本國種。莖葉稍大而有直上之性質。莢爲小形。被有紅膜。子粒密着而短小。雖生食之。亦無腥氣。然味不甚佳。以之搾油。須用多量。爲食料則劣於亞非利加及亞米利加產者數等。

効用　熬莢而食其子粒。或炊熬而代珈琲之用。或作醬。或用砂糖爲衣而作菓食。其他作豆腐亦宜。然主用者。在於採取其油。其油性質純良。可代阿利襪油之用。以爲燈油則光明較菜油爲優。頗用爲香料。則香味殆如胡麻。

性質　栽培法。宜擇土地溫暖、地質輕鬆、而高燥之砂地培殖之。然除粘土質及濕地以外。不問土質之肥瘠。播種以後。亦無不繁茂。若稍加注意。則可得多量之收穫。播種期。依地方之氣候而稍有參酌。然大抵自二月下旬至三月上旬爲最好之期。土地須深耕。土塊須碎爲細粉。隔二尺五寸而起畦。於此撒布肥料。隔一尺五寸許。則下種二粒。覆土一寸至五寸之厚。肥料如灰、魚堆等。皆可用。發生之後。時耕其畦。令土地無硬結之處。及至生花。則停止耕耘。此植物、有荳科中一種之特性。莖下部所開之花。凋落以後。子房徐入土中。於地下數寸之處而結莢。故花開以後。當埋其莖於土中。且開花時期。成長盛而枝葉繁茂。披覆滿地者。宜芟除其近旁雜草。不令發生。收採之期。大抵霜降、一二回。莖葉被霜而凋殘之際爲宜。此時最當注意者。爲狐狸之害物。故結實之後。不先設法預防。則畢半載之勤勞。皆歸於烏有者有之。狐狸以外。鼠害亦甚。故預防亦不能稍怠。其法、浸種子於石油而播種之爲宜。本品之莢。能耐久貯。其他最要者。下種以後。決不可施多量之肥料。因其枝葉盛長則開花較少故也。故播種之際。十分施肥一次。其後則不宜多用。

紅豆

性質　味甘鹹而屬於無毒質。由其味美。當推爲豆中之上品。

效能　有健胃之效。兼治吐逆、泄痢。

注意　多食則難於消化。往往食滯而生下痢。

藊豆

性質　含多量之糖分。爲無毒之食物。廚房中必要之食品也。

效能　和中。治泄痢。療消渴。

注意 患寒熱者忌食此物。就中患寒之人。其害尤甚。

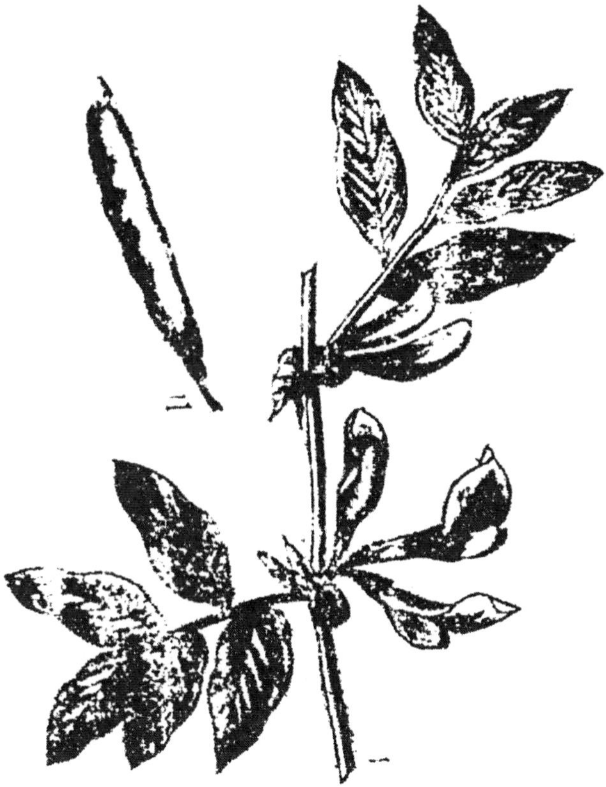

蠶豆 （一）莖之一部互生複葉而葉腋已花者 （二）莢

蠶豆

性質 爲多人之嗜食品。需用頗廣。其味稍甘。性平。稍微寒。爲無毒性之食品。

效能 有治胃之效。

注意 皮厚而硬。難於消化。故胃弱之人及小兒不宜食用。

豌豆

性質 味甘鹹溫平。屬於無毒之食品。嗜之者頗多。

第二章　穀類之部

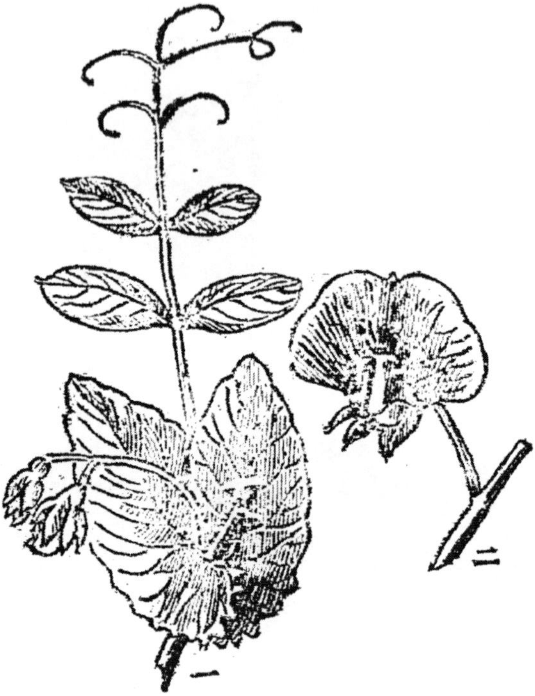

豌豆之花與葉　（一）豌豆之一部有大托葉之複葉自葉腋抽花梗　（二）花梗之一部小梗之端有一花

效能　豌豆食之。則治消渴病。因有利水之效故也。又能止泄痢。其洗粉能增皮膚之光澤。

注意　痞塞之人及小兒。皆忌食用。與蕨粉同食。則令腹部膨脹。

刀豆

性質　味甘平而屬於無毒質之食品。雖非多人之嗜好品。然亦不能廢棄。

效能　有潤腸胃、強腎臟之效。

注意　不宜多食。病人食之。尤能阻碍全治。

豌豆之花冠雄蕊莢 （一）旗瓣 （二）翼瓣 （三）龍骨瓣 （四）兩體雄蕊 （五）莢之剖開者

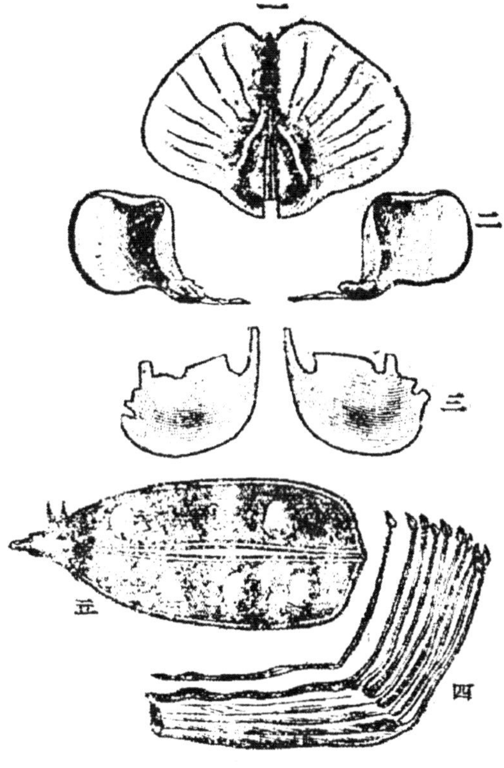

胡麻

性質 味甘平無毒。大都取用其油。供食料者甚少。本品以白色爲上品。食其黑色者。能入腎而呈潤燥之功。

効能 治腸中虛羸。令耳目聰明。

注意 炒者性熱而易生病。又忌與魚、狗肉、生菜同食。

第三章 飲水之部

水之總說

性質　往時多信水爲一種之元素。千七百七十三年。拉沃阿極氏、始檢知由水素酸素而成。千八百五年。獨爾夏撒苦氏、遂確定其爲水素二容酸素一容之化合物。而水常爲三種之形體。以汎存於宇宙間。爲人人之所熟知。其固體爲冰雪。液體充塡於河海。氣體則謂之水蒸氣爲動植物緊要之成分。然天然現存之水。決非化學上純粹之品。非依適宜之方法。蒸餾其天然水。則純品決不可得。純粹之水。無味無臭。於薄層則無色。厚層則呈碧色。於零度之溫則結冰。於百度之溫則沸騰。凡屬物體。熱之則膨脹。冷之則收縮。以爲定則。而水則背此定則。在四度之溫則收縮而極濃厚。冷至零度。則膨脹而浮遊於水面。(卽冰)水及冰。不論熱度之高低。常變化爲水蒸氣。其際善於吸收溫熱。如斯蒸散之力。謂之水蒸氣之緊張力。凡天然之水。可區別爲左之五種。

第一雨水及冰雪水。化學上殆屬純粹者。然尙含少量之窒素及硝酸安質母紐謨等之痕跡。

第二河水。含酸素、窒素、硝酸安質母紐謨、亞硝酸安質母紐謨外。尙含有遊離炭酸、炭酸石灰、炭酸麻屈涅曳謨、硫酸石灰、硫酸麻屈涅曳謨、鹽化那篤僧謨、鐵等之痕跡。且夾雜微細之土砂。至於通過市中之河水。則含有他之有機質。凡河水概謂之軟水。

第三泉水及井水。爲通常之飲料。較前之二水。含有多量之炭酸。故其味美。其溶解之諸鹽類。與河水相同。然因有多量之炭酸。故溶存多量之炭酸石灰。此水煑沸。則炭酸自水中而逸出。炭酸石灰則沈澱於其中。

第四鑛水。含固形成分頗多。從其含有之成分。區別爲數種。卽含有多量之遊離炭酸者。謂之炭酸水。含有多量之麻屈湼叟謨者。入過滿俺酸加里。則脫色。蒸發之。則存黑色之殘留物。此其徵也。

鑛水不可含有安母尼亞及亞硝酸鹽類。檢驗安母尼亞。由於加內斯奈爾氏之試藥。於此發生黃色之沈澱而知之。檢驗亞硝酸。由於加沃度化亞鉛及澱粉之混和液。於此成碧藍色之沃度澱粉而知之。

鑛水須堅硬度不甚者。按硬度有三種。全量堅硬度、持續堅硬度、瞬時堅硬度是也。全量堅硬度者。指含於水中之硫酸石灰、炭酸石灰、鹽化石灰之量而言。持續堅硬度者。指含於水中之硫酸石灰、鹽化石灰之量而言。瞬時堅硬度者。指含於水中之炭酸石灰之量而言。

又一萬分中。溶有物質之量。不得過下文之定限。

即有機質三、三至五瓦。硝酸〇、四至一瓦。格魯兒〇、八至二五瓦。硫酸六、三至九瓦。總合堅硬度。不得過十八度也。概言之。則水之硬度。由於含有石灰、痲屈涅曳母等之亞爾加里金屬鹽類而成。故不含此等鹽類者。謂之軟水。假令用硬水煮黃大豆。則石灰分或痲屈涅曳母。入大豆之中。而與豆之成分搆成一種化學的不溶解物。阻止水之浸入。故不易軟化。然軟水則相反。而易於軟化。又溶解石鹼之硬水。往往生脂肪酸、亞爾加里土類之不溶性物質。而難供於洗濯。惟軟水則反是。

又由顯微鏡的檢查。植物成分。多量存在者。謂之苦水。含有多量食鹽者。謂之鹽水。含有多量硫化水素者。謂之硫黃水。含有鐵分者。謂之鐵水。含有亞爾加里者。謂之亞爾加里水。

第五。海水含有多量之鹽分。其百分中。大抵含三分半之固形分。其中二、七為食鹽。而其含有之固形成分量。從於地方而有差異。

效用　水之效用。廣大無窮。宇宙間無水。則動植物將無由生育而繁茂矣。水所以溶解諸物。煮沸諸物而使之柔軟。為吾人日常食物之調理上。無不使用者也。

注意　水於四季中。變換其質。又因含有無機物或有機物等之污物。故能為可恐之病源詳說之如左。

第一須無臭而清澄者　檢驗色之有無。宜用長玻璃筒。鋪白紙於筒底。盛水而自上口觀之。自易判別其清濁。

檢驗臭氣。宜熱而嗅之。凡臭氣皆由諸多有機物之腐敗而生。其有硫化水素存在者。則注加醋酸液或硝酸銀液。自生黑色之沉澱。

第二溫度　四季中、均須保四度至六度之溫。若從於氣候而變化。即爲含有汚物之徵。

第三不可含有機質　檢查有機質。宜加過滿俺酸加里而振盪之。若有機質存在之時。（即植物殘片、葉屑、藁細胞質、植物組織之已腐敗者）則成暗黑色無組織塊而發現。如木綿麻等之碎片。屢屢於庖厨汚水（有馬鈴薯細胞等之黏渣者）中發現者也。

濾過清淨法。爲最適當而最有効。同法中所專用者。以細砂礫、浮石、木炭、獸炭、海綿、佛蘭絨、毛布等。除去浮遊物。吸收溶存物。使之成爲清淨之水是也。第一爲細砂礫濾過法。砂石選擇大如米粒。大豆、馬鈴薯者用之。上層用細砂。自是而下。漸用粗大者。砂不宜過少。以有銳角者爲良。砂層之厚。約半迷突至一迷突。其作用。主令浮遊物及有機質。皆由砂礫之磨擦濾過。而消失其幾分。故經若干時間以後。不可不清淨其砂石。第二爲海綿濾過法。凡粗製海綿。具有砂石貝片之附着者。先用木棍打撲。用鹽酸含有水。反覆洗滌而後用之。蓋海綿有支障浮遊物之效力者也。第三爲木炭濾過法。木炭吸收水中汚物之効力。較砂石爲優。而於滴蟲蘚苔有機質含有之水尤然。此因氣孔中含有之酸素。呈其酸化作用。吸收汚水中混溶之有機物而析別之故也。然炭濾過之効力。易於消失。故宜屢屢燒灼以復其効力。第四獸炭濾過法。燒動物之骨爲炭。用鹽酸除去炭酸及燐酸石灰而用之。此爲濾水物質中之最良者。其効力主吸收色素臭素及格魯兒硝酸硫酸鹽類。然比較上。其効力之減消甚速。故宜屢屢更新或燒灼之。

蒸餾水

性質 不含安質母尼亞之泉水或井水。注入蒸餾器中。充其內容三分之二。以火蒸餾之。其初餾出之水。含有炭酸及揮發性格魯兒化合體。故宜棄却。鑑別之法。取其少許。注加石灰水而生白濁。點滴硝酸及硝酸銀液而生乳濁者。卽爲炭酸存在之顯

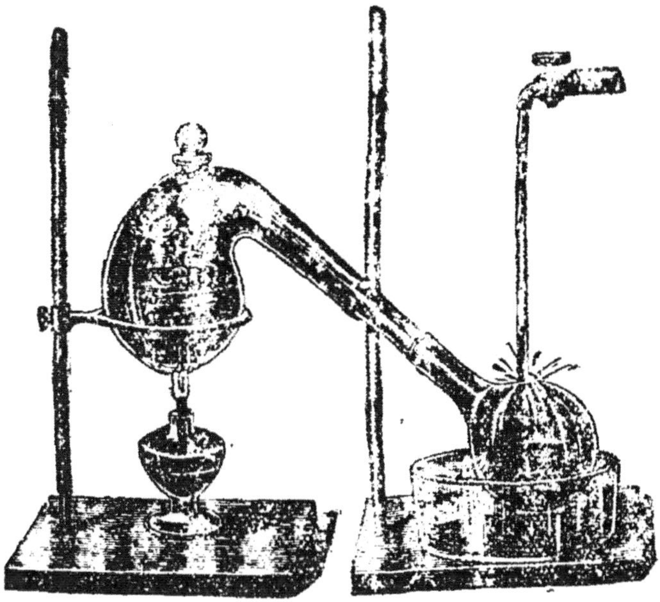

蒸餾器

象。其不呈顯象者。始爲純粹之水宜貯於玻璃瓶而施密栓。若蒸餾河水雨水。則當加少量之明礬。然其中含有之安母尼亞。常爲硫酸鹽類而殘留於器中。又欲除去有機質。宜預加少量之過滿俺酸加里而放置之。蒸餾水之純淨者。無色澄明。無臭無味。再蒸餾之。亦不見些少之殘留物者也。

效用　蒸餾水之應用最廣。或用以製藥。或爲飲料。且經久貯藏之。亦無腐敗之患。

注意　欲知遊離安母尼亞及安母紐謨鹽類之存否。可盛少許於試驗管中。滴加內斯奈爾氏之試藥。而察其呈色之有無。

冰

性質　凍冰爲水之遭遇寒冷而結晶者。此爲吾人所熟知。無待說明者也。至其用途。則有非常之効能。然其原料水之良否。最宜注意。往往從其良否。而供於飲料。或僅供於外用者也。

効能　冰之用途。如夏季炎暑之時。用冰塊以消散如燒如灼之炎氣。使人得以蘇生者是也。而醫療上用之。尤奏偉大之効。益產冰之最有名者。爲北亞米利加北部之霍獨崧河。日本則自信州至三陸兩羽以及北海道諸國均產之。於此地方其天然物與人造物。均極著名。就中函館尤爲其冠。

注意　近今貯冰之法。日漸改良。其法愈簡單而有特効。其必要之物。第一則爲鋸屑。然於搜求不易之地方。取大櫟之皮。爲細粉而代用之可也。其他泥炭、木葉之細屑、藁屑。粉殼等。又其次則擇各物之乾燥者爲宜。

鹽

性質　鹽爲人生一日不可欠缺之食品。雖他之動物或植物。無不含有多少之鹽分。其用途之廣。與水相同。卽如犬猫之飼料。若缺鹽分。則皮膚失光澤。漸次脫毛。終至廢食而斃命。

效能　除飯以外。斷無不用鹽之食物。故鹽爲人生必須之要品。

注意　過度用之。則成一種之習癖。困於消化而起胃腸之病。

第四章　製化食品之部

醬

性質　醬爲米糀、大豆、食鹽等所製成。或以豌豆代大豆。麥糀代米糀。和砂糖或飴而製之。其成熟者。檢視於顯微鏡下。則不見澱粉顆粒而但呈微藍色。

效能　醬適於身體之營養。据某洋醫之說。日本人以粗食而生長。且得意外之健全及長壽者。由於平生食醬故也。

注意　成分中之糀。常由澱粉質而變糖質。故發生甘味。混有多量之時。則成熟較速。然失諸過多。往往泡釀而不成糖質。此時非特發生亞兒個保兒。且發生多量之乳酸、酪酸及他之惡臭之脂肪酸。成爲腐敗物。而有害於健康。食鹽則有制止泡釀之作用。故附加多量之時。其成熟雖遲。頗有耐久之効。

醬油

性質　成分及味。與醬畧同。但其附加之食鹽。較爲多量。是所異耳。其用途專爲資熟食物之資料。

効能　爲吾人食用上所必需。其液汁、較之於醬。雖稍形劣等。然補益健康之効頗多。

注意　因成分中之鹽分多。故過度使用。則患口渴、有害於胃。又鹽分之强。無有耐久之効。而有時則有生黴之患。故保存上務宜注意。

豆腐

性質　豆腐、爲大豆所製。主由植物乾酪素、脂油質及水分所成。有生豆腐、凍豆腐之二種。凍豆腐缺於水分。比較上富於蛋白質。適於貯藏。可供不時之用。生豆腐。水分九〇、三三七。無機鹽七六。脂油二、三六。蛋白質五、〇三。凍豆腐無機鹽七八九。脂油二、四五。蛋白質五二、〇二。

効能　生者易消化。於豆類之食品中占其主位。凍者難消化。而便於貯藏。

注意　生者易腐敗。最忌溫暖。夏日之時。雖半日之貯藏亦難。冬日之時。如氣候不寒。亦不能經一晝夜之久。

穀粉

性質　穀粉、爲磨滅穀類而成之粉。純小麥粉。色白微黃。無酸性之臭味。凡穀粒愈堅者。蛋白質量愈多之徵也。普通穀粒。含有百分中十二至十三之蛋白質七十二至七十四之含水炭素。十至十三之水及微量之鹽分。純大麥粉。色黃有微臭。成分略類似於小麥粉。燕麥粉。含有百分中六分之脂肪。米粉中蛋白質爲少量。僅百分之五而已。而澱粉之量最多。蜀黍粉含有多數之蛋白質與脂肪。蕎麥粉。僅含百分之六之僅微蛋白質而已。然植物纖維之量頗多。

効能　穀粉專以供吾人之食料。食品之中。利用其幾多之種類。且爲滋養上之佳品也。

注意　貯藏之粉類。因空氣流通不良。乘受溫熱或濕潤。則軟化而生甘味。有時則生黴。變綠色。放惡臭。如是者。失滋養之効。大有害於健康。

餅

性質　餅味甘溫無毒。爲人之嗜好品。其種類頗多。

效能　有補益腸胃、和中之効。

麴

性質　麴味甘溫無毒。蒸釀米粒而成者。其味尤甘。爲最佳之食品。

效能　治痢養胃。紅麴釀醴。再蒸食之。尤能扶助消化、治赤痢。

注意　不宜多食。

雪花菜(卽豆渣)

性質　爲豆腐之渣滓。形狀如名。味淡薄。通常爲賤者療飢之食料而已。若富貴人食之。則多加辛辣物。

注意　胃弱之人及老人皆忌食。

飴餹

性質　飴餹含多量之糖分。爲大熱性無毒品也。雖屬於一種之遊食品。而調理上附加於他物者有之。

效能　有緩和之効。最宜於勞瘵人之食。治腹鳴、喉痛。兼有消痰之益。

注意 吐逆、秘結之人忌食之。

湯餅

性質 湯餅。卽溫麪之類。爲穀粉所成。無毒質之良品也。貴賤皆食之。

効能 溫腹部最妙。又有代米而用之特性。

注意 多食則傷胃、泄瀉、胃弱人忌食之。夏日食溫麪。則有利。食冷麪則爲腹痛下痢之媒介。蓋麪加油而製者。非去其油不宜食用。

飥餎

性質 飥餎。爲麪團之煑熟者。俗謂之小麥團子。其味甘溫而無毒。

効能 有養胃之益。易於消化。故多食無害。

注意 病人、小兒、食之無益。

餛飩

性質 餛飩以水麪相和爲皮。內包菜肉糖蜜等之餡。湯炊而煑熟者也。其味雖不甚美。然可爲米食之代用品。

効能 其中入水團者。謂之餛飩。雞卵。味甘美。性溫柔。溫中而益脾。病人啖之。非特無害。且有保養之効。

注意 中滿痞塞之人及小兒食之皆有害。

饅頭

性質 饅頭之味在於餡。餡以鳥獸肉紅豆赤小豆砂糖爲之。其皮穀粉所製。味淡薄。

効能 氣鬱之人。適宜食之。則精神快活。

注意 饅頭之餡。不適於營養。能起心腹痛、出蟲、損齒、傷胃。患吐瀉霍亂之人。不宜食之。

牛酪

性質 牛酪、通例自拉謨(ラーム)所製。間亦自牛乳而製之。其中含有百分之七九至九四之脂肪、少量之乾酪素、及糖分鹽分五、三至二 以及水分。

効能 滋養之効與乳無大差。貯藏者。須灼熱而析出其乾酪素。專供於烹煑之用。加鹽分者。味不變而與新鮮者同。

注意 含多量之水分或多量乾酪素時。皆易於腐敗。而放揮發性脂肪酸之臭氣。

以至失其効用。

乾酪

性質 乾酪素及脂肪分外。百分中含有二三分之鹽分及糖分。其製自生乳者與製自已除拉讀（ラーム）之乳者相對照。則分爲肥瘠二種。甲種含有百分二十五至三十之蛋白、與同量之脂肪、及三十五分之水。乙種含有四十五分蛋白八分至十分之脂肪、及四十分之水。

効能 乾酪中含有乾酪素及脂肪分。故富於滋養分。且能耐久。兼因脂肪蛋白之含量較多。故價廉而有益於人。

注意 乾酪之熟化。因乾酪素及脂肪之變化而來。此際乾酪素之一分。分解而爲脂肪。稍有腐敗之傾向。脂肪之一分。又分解而發生遊離脂酸。放一種之臭氣。故有時有中毒之恐。

第五章　酒類之部

酒之總說

性質　酒之種類甚多。雖其性各異。然皆由亞爾個保兒而成。（亞爾個保兒、由於含有糖分或澱粉之物質之醱酵而成、）其詳細之說明。於各物條下述之。

效能　酒有催快之效。兼能散鬱氣。活潑心神。少用之。則刺戟腸胃粘膜。催進消化作用。擴張表皮之血管。增加體溫。故寒天用之。大有防寒之效。

注意　久冒寒氣者飲用之。一時間雖能回復元氣。催起體溫。然醉氣既去。體溫之亡失。必倍於前。反動及腦。則危害必生。如過度飲用。則興奮期既去。身體精神皆脫力。其陷於麻醉者。常成昏睡之醉漢。且亞爾個保兒無滋養之效力。而減少體中脂肪之分解。其他發過度之害之腸加答兒。妨害消化機能。由神經系不絕之刺戟而潰敗視聽二官。損傷腦髓。生變動。精神機能愈減衰。

燒酒

性質　燒酒中含有之亞爾個保兒。大抵百分四五至七五之間。日本所製者。多以薩摩芋爲之。近今德國所製者。含有亞爾個保兒四十五分。

效能　少用之。則補益身體。其純粹者。宜混注珈琲或茶而用之爲良。

注意　燒酒中亞爾個保兒之分最多。故飲用過度。則害健康。於其不精製者尤甚。

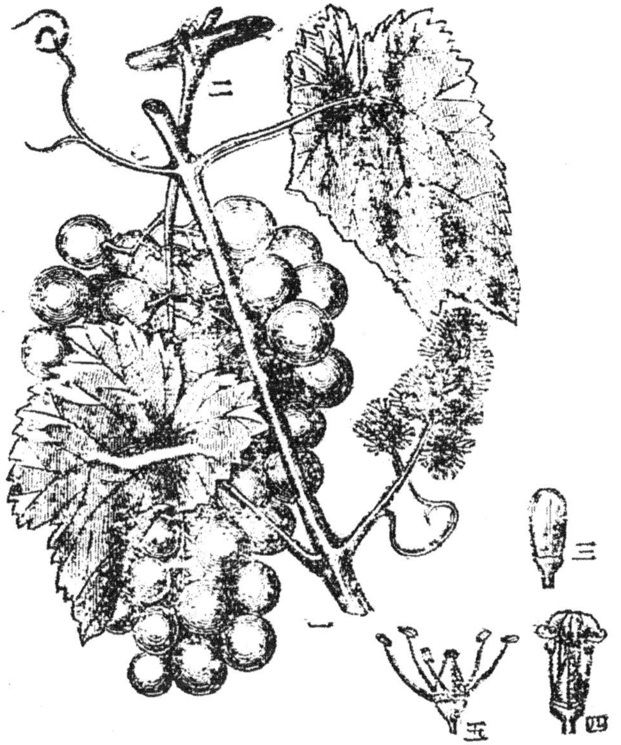

葡萄　(一)蔓之一部有花蕋者　(二)果實　(三)花蕾
(四)花　(五)花冠已脫而僅留雌雄蕋者

若馬鈴薯所製者。則含多量之敷亜爾(フーセル)油。故多毒性。

葡萄酒

性質　葡萄酒。爲葡萄之液汁醱酵而成者也。含有糖分酸分及數種之依的兒性油。本品從其種類及含有之依的兒分。而風味各異。又因亜爾個保兒糖分酸分之含蓄法而生異同。其分量百中之亜爾個保兒大抵居六至二四之間。其色赤者謂之赤葡萄酒。其色白者。謂之白葡萄酒。

効能　葡萄酒。於亞爾個保兒飲料中爲最良。適量用之。則有健胃强壯之效。

注意　具亞爾個保兒性飲用多量。則轉効而爲害。春夏之間。如栓塞不密。則往往腐敗而變爲純粹之醋。

麥酒

性質　麥酒、於大麥芽及撲資烹（ポッペン）之浸出液中。附加醱母。使其起亞爾個保兒性醱酵之所釀成。其徐徐醱酵於低溫者。較諸急速醱酵於高溫者。稍有耐久之性。其成分百中八十至九十之水、與二至八之亞爾個保兒糖分二澱粉護謨五、蛋白質六至七、越幾斯分六至十之外。尙含少量之炭酸及鹽分。

効能　麥酒所含亞爾個保兒之量。非特甚微。且含幾分之滋養分。故較他之亞爾個保兒性飲料爲優。

注意　麥酒原料中之撲資烹。價甚昂貴。故近今用代品者爲多。如是者頗能爲害。若代麥芽以馬鈴薯澱粉者。則含有發起頭痛動悸之歟亞爾（フーゼル）油。起腹痛下痢者。職是故也。於酸敗之麥酒。加炭酸加里而掩蔽者。亦往往有害。

馬乳酒

性質　馬乳酒。爲韃靼人於酸性馬乳中使起亞爾個保兒性之醱酵而成。其新鮮者。含有百中九十之水、十五之酒精、二之脂肪糖分、一之乳酸乾酪素。其他含有微少之鹽類及遊離炭酸。

效能　爲催醉飲料。而有滋養之效。

注意　以乳糖溶液與遊離炭酸而製者。全不含亞爾個保兒及乳酸。故非良品。

米酒

性質　米酒爲日本人普通嗜好之品。其原料爲米麴水之三品。釀法雖稍有不同。而大抵以蒸米五斗麴二斗水六斗三升之比例爲之。

效能　不如燒酒之含有亞爾個保兒之甚。故致醉稍遲。若應於各人體格而適宜飲用之。則有心神爽快之效。

注意　由於飲用而精神覺爽快。故往往過度。

簡易保命酒

性質　簡易保命酒者。與普通之酒不同。人人得以製造。而爲善良之飲料也。其原料爲肉桂、丁子、大茴香、小茴香、白砂糖等。以之混和於米酒者也。

効能 原料皆爲健胃强壯之品。故少壯者飲用之。自體格崛强。諸病驅除。老人日常飲用之。則身體强壯。

注意 凡製造本品。以上記之原料藥品各三分。和米酒三升、白砂糖三十錢。入鍋煑之。數時以後濾過。入瓶施密栓。勿令接觸於空氣。煑沸之時間。以燈心十二本入其中。自白色至漸次附色爲度。毋令其過與不及。

薑酒

性質 薑酒味甘清涼。爽快心氣。夏日之好飲料也。倦於溽熱之日。業時傾飲一杯。則煩渴全忘。鬱氣消散。其原料。爲干薑、亞剌比亞護謨、酒石酸、枸櫞酸油、白砂糖等。與水混和。使之醱酵者也。本品無論都鄙。皆得自製之。

効能 含有之亞爾個保兒極稀薄。故飲下以後。雖量淺之人。亦無醉意。而轉覺心氣快活。暑熱全忘。勞倦悉去者也。

注意 簡易之製造法。以干薑十二盎斯。煑一時許。去滓。放置之。另以酒石酸三盎斯。白砂糖八斤溶解。亞剌比亞護謨溶解於水。加枸櫞酸油百二十滴。皆去滓。使之澄清干薑煎汁。冷却至華氏百度時。乃與各種溶液相混合。此外入醱酵素。適度沸騰之。入瓶而施密栓。經時日以後。即成佳釀。

勃蘭地酒

性質· 勃蘭地爲燒酒中之一種。由西洋而輸入。其成分含有多量之亞爾個保兒分。故醉後之刺戟特甚。然其味甘美。和之以水。可爲婦女之飲料。

効能 有清醒睡眠。振起怠情。活潑精神之特性。故適量用之。則爲極良好之飲料。

注意 勃蘭地與燒酒。具同一之性質。多量用之則傷胃。生用則不甚佳良。故須調和幾分之水而用之。

醋

性質 醋爲極稀薄之醋酸。從其原質之不同。而有葡萄酒醋、麥酒醋、日本酒醋、黍芽酒醋等之區別。製法有醱酵法及連製法之二種。醱酵法。以內容三百至五百立得耳之桶。置之溫所。注入微溫之酢百立得耳及醋資（即葡萄酒、麥酒、米酒等之含亞爾個兒者）十立得耳。每經八日。注入醋資十立得耳。至充塡桶內容三分之二而止。爾後經十四日。則醋資全變爲醋。於是排出其醋之半。殘醋仍如前加醋資。反覆釀造。

大抵可至六年之久。此際桶底蓄積泥狀物質。須掃除而清潔之。醋賫變醋之際。醋菌生育繁殖於上面。此物自空氣中攝取酸素。附與於亞爾個保兒。以使之酸化。而爲亞爾垤非度。又爲醋酸。至醋賫中之亞爾個保兒已盡。則更酸化醋酸而爲炭酸及水。連製法者。專事擴展其亞爾個保兒之面積。增大其觸接於酸素之表面。使之易於酸化法於木桶中裝置篩板二葉。板上鑿數多之細孔。板之各孔。懸以綿系。直立三個之玻者也。其璃管於桶中。以便大氣之流通。下部接以排出管。以備生成之酢之注入。今行製醋法。則脫去上板。從其下板上堆積蘸醋之山毛櫸樹鉋屑。復架置上板如初。而於其上注入醋賫。此時醋賫自綿系而流下。擴布於鉋屑上。面積形愈增大。漸次流下於下板。其時附加酸素於亞爾個保兒之大氣。大都通玻璃管而逸出於桶外。其下流液反覆通過於桶中。由是遂成爲醋。往時日本之釀造法。較諸諸國。雖有多少之差。然皆大同而小異。近今如常陸國眞壁郡所製之蔔醋。最爲有名者也。其法以酒糟十貫目。和水二石攪之。放置五日。至現泡沸爲度。乃壓搾而去其殘渣。每搾液一石。注加醋酸賫一斗而密閉之。在於夏期則放置十五六日。冬期則放置二十日。由是釀造完成。此時上面被有白色之皮膜。是謂醋菌。宜除去之。其由腐敗酒釀造者。則注加全量十分之一之醋資。而如上法行之。醋資、以米酒及水各一升。混和密閉。露置於室外。經十日而成者也。又白米中加等分之水。和麴五合。日攪拌之。放置十日間。亦得成爲醋資。

効能 吾人供於食料之醋。其使用甚多之處。由於醋而增大其食味是也。故往往有非常嗜好之者。

注意 醋之性質及良否。從其原料而不同。使用純粹之稀釋酒精所製者。則爲無色或淡黃色。有水及醋酸所成之純清之酸味。然自葡萄酒、麥酒、日本酒等所製者。則非但含有各原質中所存之物質。且帶固有之色澤及臭味。例如葡萄酒、麥酒、日本酒及果實類所製者。則醋酸之外。含有砂糖、蛋白質、橡皮質、色素、果實酸類、鹽類等。其由速製法所釀成者。則水及醋酸之外。僅見少量之酒精、無機鹽類及醋酸依的兒之痕跡。通常供於食料之歐洲醋。其含有之醋酸。大抵百分之三乃至四。日本尾張及備後所製之醋。含有百分四、八之醋酸。東京製者。含有百分之三之醋酸。

阿列布油卽橄欖油(以下附)

性質 爲阿列布油素與小亞細亞所產梅骨科之樹所製。近今則用廣培植於歐洲南部之阿列布樹之子實。冷壓而製之。其最良之品。所謂處女油者。爲佛蘭西所製。

其新鮮者。爲淡黃色。有一種佳快之微香及緩和之佳味。

效用　爲食料以供於緩和滋養之目的者。雖不適當。而供於食物之矯味者有之。又爲藥用。其劣品製造石鹼。塗布器械。使用於工業上之目的。

注意　下等品。呈綠黃色或褐色。有不快之敗油性臭氣與苛辣之味。

豚脂

性質　從豚之腸網膜及肪骨或腎臟周圍所附着之脂肪組織採集而製之。其製法。先除附着其組織之不潔物（卽血液粘液分等）而後施以微溫。漉過其熔出之豚脂。精製者。爲純白色軟膏狀之塊。而稍有臭氣。

效用　大抵供於食物之調理。製他供於藥用及工業用。

注意　坊間之販賣品。多雜他之脂肪。含有水分。且有焦肉狀之臭氣。而易於變敗。故不可爲良品。又本品久置大氣中時。往往變質。故宜貯諸瓶中。而不觸於空氣。

蠟

性質　蠟爲漆樹科植物之果肉中所包含之脂肪質。日本之蠟。多從漆樹、哈垂漆等採集之。其產地。以會津仙臺爲第一。其法於十月之間。（日本之十月卽中國之八月）採集其成熟之子實。搗碎。置箕中。去其仁核。攤布其粉末於莚。溫蒸。更容於布袋。加熱而使熔融。然後搾之。山漆於夏期土用後。收穫其子實。蒸熟。壓搾而製之。其精製者。熱粗蠟於鍋中。俟其熔融。其後移諸水中。混和洗淨之。攤布於莚。容於扁平之函。放置日光中而曝乾之。

效能　用以製諸多之食品。防諸物之乾燥。又用於醫藥。

注意　其質頗堅固。內面之色白。外面之色微黃。由低溫度而全質熔融者為最良。

牛脂

性質　牛脂、由牛腎臟周圍之脂肪所製。最為佳良之品。其色白而柔軟。遇六十五度之溫而溶解。比於羊脂。則腐敗較易。其中含硬脂分最多。

效能　混煮於肉類。以助食味。則有營養之效。工業上尤為重要之品。

注意　其善良者。色白而不混他組織。不呈敗油性之臭氣及濃黃色。

羊脂

性質　羊脂之性質。雖類似於牛脂。而因其含有多量之硬脂與色澤之甚白。故與牛脂相異。

效能　大都工業上使用之間。亦用於食料。

注意　雖本品之粗惡者。亦類似於牛脂。然可自其色澤及一種之微臭而判定之。

胡麻油

性質　胡麻油。爲壓搾胡麻子實而製成。其質易流動。其色類黃或濃黃。味緩和而無臭氣。遇强寒時。多凝結爲淡黃色軟膏狀塊。比重九至九二。

效能　位於乾燥性脂肪油與不乾燥性脂肪油之間。其味佳美而有芳香。故爲世人所好之食料。其他爲香油石鹼之原料。

注意　往往有模造本品。或攙和他物者。檢其眞僞甚難。由比重以外。更無他術。

橙皮油

性質　橙皮油。自橙實而製成。橙爲芸香科分科中之橙科之樹。採集其油之法。取新鮮之橙果皮。以器械破碎而絞搾之。由是而得者。爲一種之揮發油。其他甘橙油者。以甘橙之皮。由前法而製之。其味佳美而有芳香。又陪卡莫德（ベルガモット）油者。其香氣秀絕而佳快。爲伊國產之橙實施前法而製之。此油類似於本品。

效能　本品有佳美之芳香。爲世人之所好。多用以製蜜柑水。又混和於亞爾個保兒及其他飲料。爲矯味矯臭料。而應用於齒磨髮油等者尤廣。

枸櫞油

性質　枸櫞油。又名檸檬油。自芳香料之樹實而製成。其樹栽培於歐洲南部及伊國。其製法取果實未熟而墜地者。或外觀粗惡而難於販賣者。打碎其皮包入海綿中。壓搾而吸收其油。更絞搾海綿於器中使之流出枸櫞油。或於漏斗內部。直立數多之銳針。旋轉枸櫞於其上。使之受刺傷而滲出其油者也。

效能　以爲檸檬水。世人願嗜好之。又爲齒磨粉、或香水之一成分。

注意　枸櫞油、多量服用。雖無危害。而以的列並底油之下痢物所贋造者。則不可不注意。但判別其眞贋頗難。惟於色澤香味上。稍能辨別之而已。

蒸餾製者。爲無色之物。味較壓搾製者爲劣。壓搾製者。爲淡黃色之稀薄液。保有菓實固有之美味美香。永保存之。則變爲濃厚之液。帶暗色而呈酸性。(觸於大氣者尤甚)

薄荷

性質　薄荷、爲唇形科之植物。蒸餾之。則得揮發油。放置而冷却之。則一部分固結。一部分爲液體而殘留。薄荷油除去其固結物者。爲無色或淡黃色稀薄之液。有竄透性特異之芳香。其味初熱而後覺清涼。其固結分爲薄荷腦。日本所產者。固結分頗富。常居其全量之半。於常溫而固結者有之。用食鹽及冰雪之凍冱劑强冷却而使之固結者有之。其形爲無針狀之結晶。與薄荷油有相同之香味。

効能　薄荷油、薄荷腦、混和於茶食及其他之食用物。則生清涼之味。於衰憊之症。尤能興奮其精神。有調胃之効。又爲驅風鎭痛藥。而廣應用之。

注意　多量服之。則有害。本品有二種。一爲青莖。一爲紫莖。其葉爲卵形或披針形。薄荷油之製造。以乙種爲良。

桂皮油

注意　桂皮油自樟科喬木之皮而製取。其木培植於中國南部及安南印度諸島。常蒸餾其皮。以製桂皮油。每歲自廣東輸出者。約三萬啟羅格之多。新鮮之桂皮油。雖無色透明。然漸變爲黃褐色。稍濃厚之液。呈弱酸性而帶桂皮固有之氣味。

効能　稀釋於水而爲飲料。兒童稱之爲桂枝水。其調胃驅風之効。與薄荷油相同。多量服之。則起頭痛。其濃厚者。接觸於皮膚。則成焮衝症。

注意　錫蘭桂皮油。香味佳而價値甚昂。日本土州產所製者。則有固有之香氣。與中國產相異之處。在於重量較水爲輕。而包有多量之的列並。中國所產者。混和的列並底油甚多。檢查之法。投純粹桂皮油一滴於水中。凡桂皮油必沈降。其浮遊於水面者。卽混和物之証也。

蜂蜜

性質　蜂蜜、爲羽蟲族科之昆蟲所釀造之甘汁。凡蜂窩中之工蜂。常以其喙管。採取花之蜜液。(所謂蜜胞)集於食管中之膨大部。歸巢以後。自其口中吐出。充塡於巢窩。以成爲蜂蜜者也。取之之法。置巢窩於溫處。其時一部之蜂蜜。自然爲澄明之液而流出。由是採集之。以爲工用之蜜。次則與微溫於巢窩而壓搾之。其時流出之暗色溷濁液。爲尋常之品而採取之。其成分爲葡萄糖。而混有菓糖、蔗糖、色素、及種種花粉細胞。其新鮮者。爲透明粘稠之濃液。其後溷濁而爲顆粒狀。有帶黃白色。味甘美而能溶解於水及稀酒。

效用　蜂蜜間供於食料。又爲諸物之矯味及製藥之用。其他製黃蠟及白蠟。而使用於工業上。黃蠟爲工役蜂以蜜或糖質營養之際。爲消化產物而生成。利用於蜂巢之構造者也。取蜜以後。常自蜂巢溶出之。以爲大菓餅之狀。而爲販賣之黃色塊。其破碎面現顆粒形。白蠟爲黃蠟之漂白而脫色者。價値甚昂。故有混合他物之僞品。

注意　凡純粹之蜂蜜。可由其外觀臭味等而判知之。在良好新鮮之品。透明而帶微黃。既經時日。則固結而成帶黃白色之塊。有爽快之香氣與甘味。其有酸味酸臭而醱酵者。不可供於食料。又有以人工葡萄糖蜜等而模造者。如是者。常有石膏及埃幾斯篤林等相混雜。檢之之法。溶解於水。注加五倍之純酒精。此時右混雜之二物。自爲不溶解物。而生絮狀或舍利別狀之沈澱。此外以飴而僞造者有之。是亦可以同法而檢知之也。

澱粉

性質　澱粉除下等隱花植物之二三屬外。凡屬於植物界之根、地下莖、球根等。皆含蓄甚富。其他如穀類棕櫚屬之髓心。亦包藏其多量。採集之法。從於原料植物之不同而異。從馬鈴薯採取者。搗碎而破其含有澱粉之細胞。納入布袋內。不斷搓捏於水中。其水自成乳濁之狀。取是水而靜置之。則澱粉自沈於器底。其時傾瀉其上清液。加水於殘渣之中。反轉攪轉。施溫而乾燥之可也。日本市場中所販賣者。大都自葛、車前葉、山慈姑、甘藷、番藷等中採集之。葛澱粉者。於秋冬之際。採掘葛根。洗去其土。打碎於盤石上。納入充水之桶中洗出其澱粉。容於布袋。絞搾而去其殘渣。更用木綿袋濾過。靜置之。俟澱粉沈着於桶底。然後除去上清。使之乾燥。從而剝離其附着桶底之粉層。其下面雖有黑色之污物。則亦除之。更與多量之水同攪拌。俟澱粉之沈定。而除去其上清。如是數次。然後採其乾燥者。擴布於盛灰敷布之晒匣上。曝之日中。使成極乾之物。是謂之灰葛。其純白者。先攪轉於前桶中。濾過於緻密之布袋上。放冷一日。去其上清。如是七八回。取乾燥者。移諸敷有美濃紙之匣間。曝日下數日。自成純白之色。自車前葉、山慈姑製取者。於二三月間。採掘二者之根。去外皮搗碎。與水攪和。搗諸石臼中。其汁以木綿袋再三濾過。使之沈着。去其上面之水。如是數次。即成精品。而與葛澱粉相同。

効能 澱粉之種類甚多。然皆與葛質相同。供用於食料者。古來業已知之。此外或爲糊而供於粘着之用。其最重要之効力爲富於滋養分。凶歲藉以免飢餓。救人命。其事實頗多。

注意 新鮮善良者。純白而有光澤。無臭無味。攪和於水。煮沸而放冷之。則成溷濁無臭味之稀薄粘液。坊間所販之澱粉。其重要者。爲蕃薯、矢根、穀類（米、麥、裸麥、糯米）

澱等。因其種類之不同。搆造亦有種種。然其性質。無顯著之差異。故無顯分之優劣。

橘柑水

性質　橘柑水者。砂糖一〇。溶解於淨水一〇〇。於此加酒石酸五。稍添酸味。更加橙皮油二滴而成。其芳香甘味。全與蜜柑汁相同。

効能　其味爽快。止渴。去熱。且除口內之惡臭。使精神佳快。

注意　製法、不可誤前記之分量。否則生酸味或苦味。

第六章　野菜之部

蔬菜之總說

性質　蔬菜隨其種類及根莖葉花芽等。而異其食用之法。其成分。大抵自蛋白質、澱粉、橡皮、植物纖維、脂肪、鐵及水分、有機酸等而成。其他林檎酸、蓚酸、枸櫞酸等。亦存在其中。諸物均保其固有之臭氣。是由於含有揮發油及越幾斯分故也。

効能　蔬菜類。多乏於滋養分。此因水分占其八九。脂肪質僅微故也。然蔬菜混和自餘之食物。雖不過充其口腹之用。而於健康上亦爲不可少之食品。

注意 蔬菜之養分僅微。既如前述。而其消化亦難。故須計量而用。斷不可多量食之。

附 芥子園之論菜

芥子園之論書。人多知之。芥子園之論飲饌。亦有合於今日之言衛生者。其論菜有曰。世人製菜之法。可稱百怪千奇。自新鮮以至於醃糟醬臘。無一不曲盡奇能。務求至美。獨於起根發軔之事。缺焉不講。予甚惑之。其事維何。有八字訣云。摘之務鮮。洗之務潔。務鮮之論。已悉前篇。蔬食之最淨者。曰筍、曰蕈、曰豆芽。其最穢者。則莫如家種之菜。灌肥之際。必連根帶葉而澆之。隨澆隨摘。隨摘隨食。其間清濁。多有不可問者。洗菜之人不過浸入水中。左右數漉。其事畢矣。孰知污穢之濕者可去。乾者難去。日積月累之糞豈頃刻數漉之所能盡哉。故洗菜務得其法。併須務得其人。以懶人性急之人洗菜。猶之乎弗洗也。洗菜之法。入水宜久。久則乾者浸透而易去。洗葉用刷。刷則高低曲折處皆可到。始能滌盡無遺。若是則菜之本質淨矣。本質淨而後可加作料。可盡人工。不然是先以污穢作調和。雖有百和之香。能敵一星之臭乎。噫。富室大家食指繁盛者。欲保其不食污穢。難矣哉。

按世人之嗜好。各各不同。逐臭者。固多。（如臭蛋、臭蟹、臭腐乳之類）好潔者。亦不少。然好潔矣。潔之對待名詞爲垢。世人之好潔。祇知去垢而已。垢未必有毒也。垢未必有毒。則垢亦未必有害於人。是以世俗有眼不見爲伶俐之說。又有黑衫能耐污垢之說。其實黑衫之耐污垢者。非不垢也。目難見耳。乞兒所食不擇美惡。何嘗見乞兒盡死耶。可知垢之未必有害於人也。然垢不能害人。毒則能害人。垢之所在。毒易隨之。乞兒之所食。究屬危險。猶之獨木之橋。可以渡涌。何若石橋之穩當也。衞生上之所謂潔淨者。不獨去垢云爾。乃所以消毒也。今芥子園之所謂污穢。污穢而已。未必有毒。夏天野菜多。腸胃病亦多。粵人澆菜多用糞溺。使糞溺而有病原菌。（霍亂赤痢等菌）在。則以菜爲傳染之媒介矣。雖經洗過。雖經煮過。而骨子者。好僅熟識食者。好菜頭菜頭而僅熟。其所藏之菌。未必卽死也。險哉。吾故因芥子園之論菜而申明消毒與去垢之理不同。如此。願世人好潔者。更注意於消毒。而不徒去垢已也。

番薯

性質　番薯、適於性暖之地。保有食用上必要之成分。隨產地而稍不同。日本河內產之白番薯與伊豫產之赤番薯相比較。則甲種之水分七四、五灰分一、〇九。脂油二九。蛋白質一・〇二。糖質五、一九。澱粉一四、七。越幾斯分一、八二。植物細胞織一、三九。乙種之水分七五、二。灰分一、三五。脂油質二五。蛋白質九二。糖質五、八二。澱粉一四、二。越幾斯分九三。植物細胞織一、三二也。

効能　中央亞美利加常以之爲常食。日本亦混利於米麥。或代米麥而單獨食之。滋養之効驗。雖不及於馬鈴薯。而爲必要之品。無容疑也。

注意　雖於消化。故多量食之。易生厭倦之念。此於勞働者尤然。

馬鈴薯

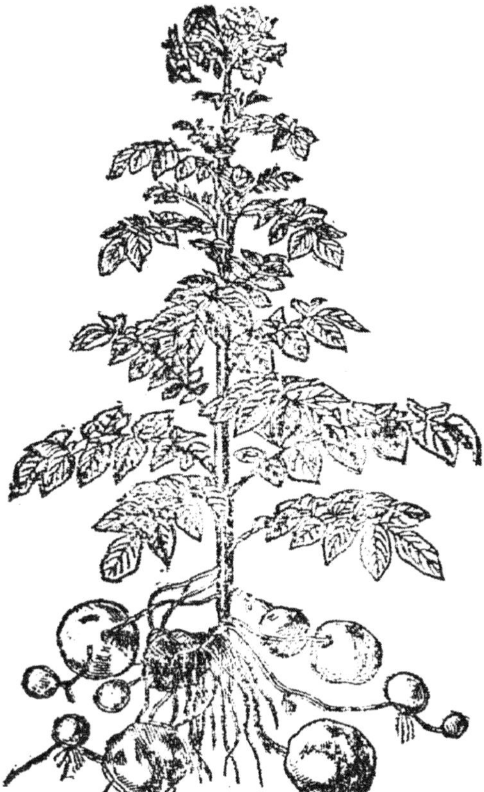

馬鈴薯

性質　馬鈴薯。

含有多量之澱粉與蛋白質、糖分、油質、鹽類及水分。

効能　爲食品中之有効物。其味雖不甚美。而有滋養之効。歐美人最喜油熱而食之。

注意　油熱者。於無病健全之人雖無害。而於身體衰弱之時。往往有發生腫物之恐。

西洋馬鈴薯

性質　西洋馬鈴薯。爲富於澱粉質之滋養食料。於西洋食物中不可少之品也。隨其使用法而効用頗多。與日本之甘藷。同爲重要之農作物。乏於穀類之地及飢饉之際。常以供不時之需。其中之某某等種。歲可連植二次。即春季下種。初夏成熟。夏季再植。晚秋收穫者也。如是之收穫多量。故於救荒之目的。無有更過於此等種類者。且馬鈴薯培養甚易。不因天災及地質之肥瘠而減收實。爲農家少勞厚利之農作物也。

効能　以馬鈴薯爲製造品。往往應於目的而異其種類。然製造澱粉或乾酪者。大抵選擇色白而大、性質極善良者用之。乾酪之製造。置馬鈴薯於大釜或鍋。水煮之。俟沸騰而生泡沫。則引揚之。暫行冷却。剝其皮而搗舂。或以擦子擦碎。使其變形而爲半流動之細粉。由是置諸別器。於馬鈴薯五、酸敗牛肉一之比例。混和食鹽少許而攪拌。放置四五日再攪拌之。此時水分蒸散而成固形體。更入小籃中。置諸日蔭下。乾十五日許。卽成乾酪。其曝晒甚久者味尤佳良。如斯製成之乾酪。不獨風味甘美。且與單用牛乳製造者。其滋養毫無差異。由如是之同資製造其多量。故其價廉而需用亦繁。

注意 貯藏不得其宜。則有腐敗凍蝕之虞。又有發芽至六七寸而枯死者。是皆不可不注意也。貯藏之法。以本品入袋。緊繩而懸於屋樑下。如是則不特無腐敗之患。且能催促其發芽。下種以後。則發生較速。餘如選擇溫暖之地。穿穴其間。每層覆以土與藁。疊爲數層。使不與空氣交通。則亦貯藏之一法也。

里芋

性質 里芋含有多量之粘質。又含有多量之灰汁。且糖分頗多。故野菜中爲味之最甘者也。

効能 衰弱者食之。可成强壯之體。

注意 糖分甚多。故雖强壯者食之。往往有胸中發燒者。其他於瘤飲喘息等。尤能爲害。

佛掌薯

性質 佛掌薯。一名宇治芋。形似薑而屬於芋類。皮爲紫色。其形極大。味與薯蕷相同。

効能 與薯蕷相同。有滋養之効。代米食用之。可免於飢餓。

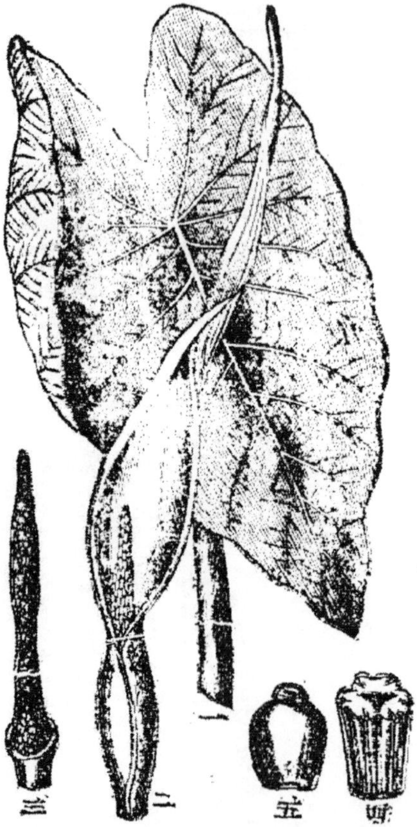

芋　(一)葉　(二)肉穗　(三)去花鞘者　(四)雄花　(五)雌花

芋實

性質 芋實、爲里芋之一種而稍異。其實含辛而平滑之味。而稍有毒性。

効能 能開通腸胃。使人肥白。芋實之生者有毒。不宜食用。白色者無味。紫色者冬時之外。不可食用。與薑同煑而食之。則味尤佳。青芋之味頗美。與是爲同種而其莖微黑者。謂之黑芋。此外有大芋、法螺芋。培植於山中。味與青芋相同。又有蓮芋、栗芋。其葉如蓮、以其根似栗而得名。其味與栗相似。生熟食之皆無害。又有一種之芋。其莖長大而白。謂之白芋。其味與蓮芋相同。爲乾菜之上品。此外有赤芋。莖長大而根小。專食其莖。其根有小毒。又有野芋有大毒。不可食。

芋之莖葉

性質 芋之莖葉。(謂各種芋莖葉之乾燥者)其味種種不一。然大都辛冷而無毒。

效能 能治瀉痢。止妊婦之胎動。味淡白。可制飢餓。

注意 多用於醫藥。若爲常食。則不宜多食。

甘藷

性質 甘藷、俗名薩摩藷。西國田舍之人。常以代米而食之。其味平甘無毒。

效能 效用甚廣。代米食之。有益於人。且有健胃之效。

注意 消化難而易於停滯。故不宜多食。小兒尤須注意。

菊芋

性質　菊芋、爲球根植物之一。與甘薯、馬鈴薯、同爲凶年之食物。而大有効用。球根植物之種類甚多。凶年飢歲之際。其亞於穀物之効能者。則以甘薯、馬鈴薯、菊芋之三種爲最。前之二者。於土地之適否及培養等。尙需多少之經營。菊芋則不問土地之如何。下種以後。自然生育繁殖。食法則與馬鈴薯同。煮食之。或爲鹽漬及酢漬。食之味甘美而極佳良。且較他之芋類。含有多量之養分。

以菊芋製飴之法。揭之如左。

以擦子擦碎其芋。納入布袋中。壓搾而去其滓。於其液內混和少量之芽麥。入鍋攪拌。以火煮之。蒸發其水分。至粘着力甚强。乃移於別器而放冷。則其味甘美。宛如通常之飴。且佳良而費省。其利殊大。煮之甚久者。粘着力愈加。色味稍如砂糖。故農家常以代砂糖而調理食味。

薯蕷

性質　薯蕷、含有多量之砂糖。故味甘而人多嗜之。

効能　補虛羸。長肌肉。有强壯之効。

注意　因其消化不良。故多食則有逆上之虞。

蕃椒

性質　蕃椒之種類雖多。皆含有辛味。絕無糖分。故有呼熱氣之特性。

效能　有與奮腸胃扶助消化機能之效。

注意　多量食之。則生腫物。妊婦食之。則致墮胎。且往往有逆上之患。

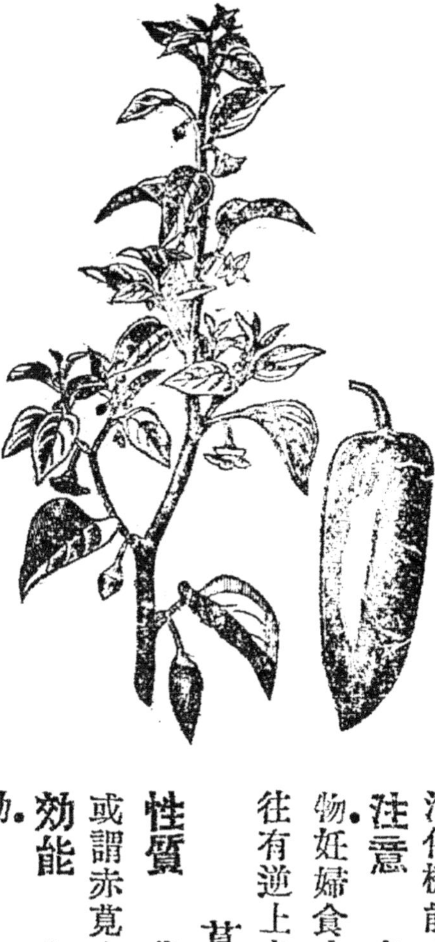

蕃椒　(一)莖之一部　(二)漿果

莧

性質　莧性寒冷而無毒。或謂赤莧之味辛而甘滑。

效能　白莧有止下痢之效。

注意　食莧則內部發冷。與鼈同食。則生癥瘕。

蓴菜

性質　蓴菜、發生於古池及潴水之中。有溫滑之特性。含有糖分及多量之水。味淡薄而少毒性。

効能　有治消渴、止嘔氣之効。

注意　過度食之。則傷胃、損齒。其根有毒。不宜食之。

乾苔

性質　乾苔、爲海草之一種。含有最少量之鹹味。味淡薄。人多嗜之。

効能　殺惡蟲。治痔疾。

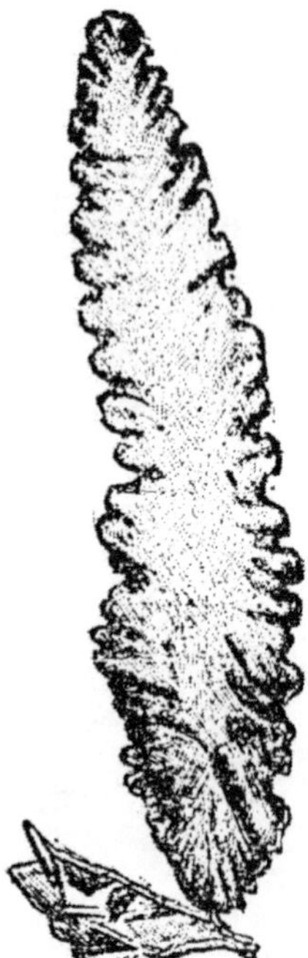

紫菜

紫菜

性質　紫菜諸國皆產之。味甘而有香氣。無毒性。

効能　熱病、咽喉病、腳氣等病之人食之。則精神爽快。

注意　多食則發腹痛。吐白沫。

蓮實

性質　蓮實、人多嗜之。味甘平而無毒。雖非珍味。頗爲適良之食品。

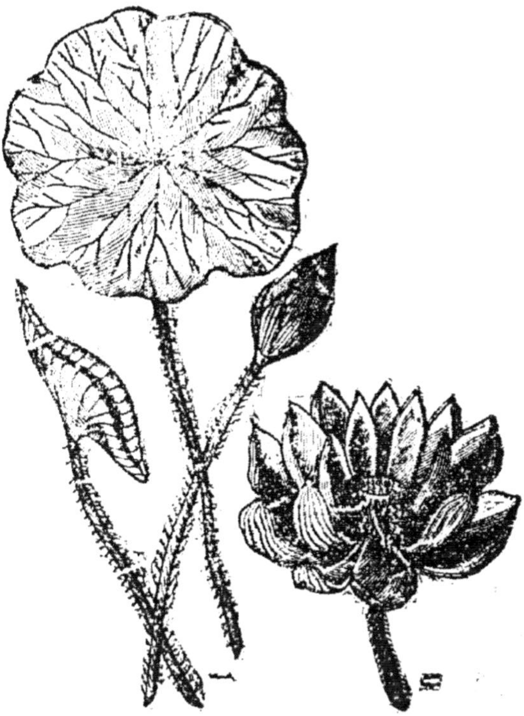

蓮　(一)葉及蕾　(二)花

効能　補中養神氣。

注意　便秘人食之有害。

芡實

性質　芡實之味甘平。無毒性。以爲食品。雖不呈美味。亦爲不可缺之食品。

効能　小便不禁、遺精、白帶下皆有効。又能治渴。

注意　小兒多食之。有害於成育。

菱實

性質　菱實之味甘平。無毒性。頗淡薄。常供於食料。

効能　有解酒毒之効。故嗜酒者食之。可得良果。

注意　生食則損腹部。多食則生絛蟲。

烏芋

性質　烏芋、味甘而稍苦。含有多量之糖分及水分。其物滑澤無毒。

効能　消化雖不良。而滋養上有幾分之効。又治消渴。

注意　性極寒。故寒氣之人。食之有害。

錦荔枝

性質　錦荔枝。一名苦瓜。熟則皮色赤黃。破裂而現紅色之瓤。味較荔枝爲優。

効能　能明目、清心氣。小兒頗喜食之。

注意　多食則易於傷胃。

菌類總說

性質　菌類往往有中毒性。以致貴重之生命。失於瞬息之間。故自常供於食料者之外。必不可爲食品。其種類甚多。經植物學家之調查。則達於三百餘種之多。而大別爲有花無花之二部。有花部。爲芳草狀之一種。無花部。又分爲翅羽狀、蜂窠狀、刺毛狀、掃帚狀、球圓狀、耳朵狀、盃鐘狀、蝨蚓狀、毛茸狀之十類。

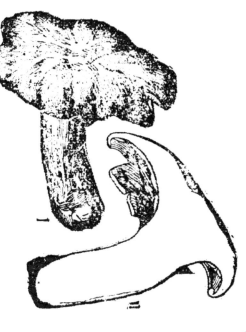

松蕈　（一）全形　（二）其縱斷面

古來常食用者。爲松蕈、初蕈、椎茸、木耳、香茸、岩茸、標茸等。其他不常食者。則不宜食用。

芝菌類。大都自濕地、木株之朽腐。氣候與地質之作用等而生。雖味美而具滋養之力。而多含有害之性質。非特忌於多食。幷以不食爲宜。可供於食用者。惟乾燥而大氣流通之處所發生者。白色或帶鳶色者。肉密而脆者。截斷之、不因大氣而變色者。液汁爲水樣者。香氣可愛且無苦味、酸味、鹹味、澁味者。如是者食之。則味美而無害。稍有所害、而爲吾人常食之種類。詳示於別項。茲惟就不可食者之十條。揭之如下。

一名稱不明者。二性質不明者。三産地不明者。四調理不詳者。五不生於山地、樹梢者。六老者。七放螢火光者。八不慣於風土者。九不依時節者。十精神不爽快時。
右以外。如生於春秋二季者。簇生於深林暗黑之地者。放有色之光輝者。肉柔軟而水多者。液汁爲乳狀者。香氣强烈而可嫌者。蟲類不附着者。成鮮片或斑點者。皆不可食。又十分成育者。變狀顯著者。亦當注意。
凝結者。截斷爲小片。浸醋中一時。熱湯洗滌而食之。則無害。又芥子有消毒之効。

椎茸

性質　發生椎茸之樹類。如椎樹、樫樹、水楢、楢、槲、椚等是也。此等之樹。常依水分與大氣之作用而生椎茸。椎茸於茸類之中。爲滋味多而毒少之物。其發生之法。從右樹中選擇水分饒多之良木。伐其五六尺。投諸澤邊或水溜中。使十分吸收水氣。然後取出倚諸他所。閱三四日後。卽生椎茸。若和暖之時。凡二週間而成育。

効能　椎茸、可生食。其乾燥者。雖經數年之久。亦無腐敗之虞。且其味轉佳。

注意　培植椎茸時。當注意者、爲樹料伐採之期節。此期節、雖隨地方之寒暖而稍不同。而大抵自秋後十日。木葉微紅之時。爲最好之期。山地則自半腹向峰於之一方而採伐之。檢視木之良否。以手斧或山刀。剝去木皮而驗之。大凡色白而剝離甚難者爲最良。反之木肌呈黑色者。決不能生椎茸。

木耳

性質 木耳之味。甘而淡薄。有小毒。

効能 能治痔疾。

注意 有惡蛇蟲經行其上者。必有毒性。不宜食用。此外如採取後變色者。發生夜光者。將爛而不生蟲者。赤色而仰生者。亦多不宜食用。

金菌

性質 金菌於冬春二季。常生於松林赤土中。形似松蕈而小。其色如金。故名金菌。味甘美。不亞於松蕈。

効能 金菌雖有毒。其自冬春時發生者。大都無害。健康人食之。則覺其爽快。

注意 宜擇新鮮者食之。

甜瓜

性質　甜瓜、含有多量之水分及糖分。其種類甚多。味皆甘美。

効能　微有營養之効。又能止渴。

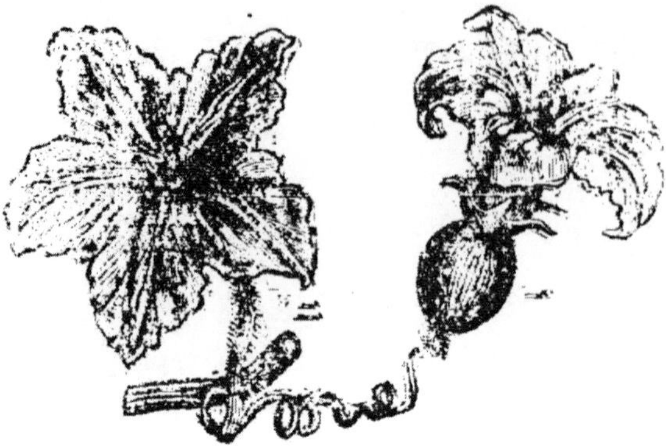

南瓜　(一)雌花　(二)雄花

注意　於眼病腳氣病則有毒。又不可與油黄之物同食。凡檢驗毒之有無。宜投諸水中。其沈者即有毒之徵。

胡瓜

性質　胡瓜、爲瓜類中之成育最速者。含有多量之水分及少量之鹽酸分。

効能　宜於生食。或爲乾鹽漬。

注意　多量食之。則有逆上之患。小兒、妊婦、皆忌食。

南瓜

性質　南瓜味甘美。含有少許之水分與多量之糖分。

性質　强壯者食之。則因消化而營養上有多少之効益。無論何人。食其少量爲宜。

注意　婦人雖嗜好之。而姙婦斷不宜食。且有胸部發燒之患。

冬瓜

性質　冬瓜之味雖不佳。然無毒性。

効能　利小便。止口渴。治小腹水腫。

注意　八月食之。則有害。宜經霜而後食之。

西瓜

性質　西瓜味淡薄。甘而無毒。適於夏時之食料。

効能　有止渴、去熱、覺清涼、利小便、解酒毒之効。

注意　有小毒。多食則發吐痢。胃弱之人忌食。產婦小兒亦然。又忌與油餅同食。

茄子

性質　茄子、含有水九〇、二四。蛋白質六、五四。脂肪一、二八。澱粉一、七三三。澱糖〇、五二一。無窒素物四、二九九。纖維質二、一四八。灰分七、六二一。凶歲之際。常爲農家之食料。

効能 食之不特有滋養之効。且可取其澱粉。

蒟蒻

性質 蒟蒻、從於地方而有產所與不產所之異。其成分、自多量之灰液及粘分而成。

効能 食之可治痰咳。爲糊而貼於襖。則可防鼠害。

注意 消化不良。不可爲小兒之食品。痘瘡未了者。尤不可食。

日本茄子

茄

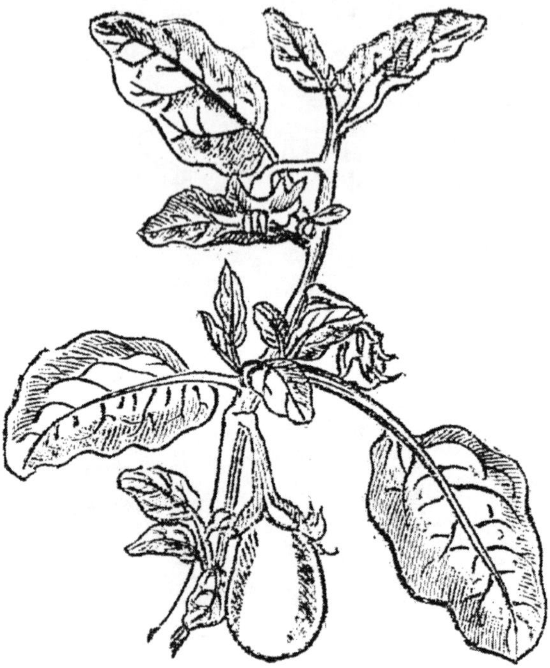

性質 種類甚多。有大小長短圓平等之形。有青白黑紫等之色。含有多量之灰液及水分。

効能 煑熟食之。稍有營養之効。鹽漬者。又可永久保存。

注意　灰分頗强。故多量食之。則失聲音。且寒中而冷足部。女子食之。往往腰部發冷。

芹

性質　芹生於多水之處。其味雖淡薄。而灰分頗多。

効能　煮熟者。可爲强健者之食用。

注意　加醋食之。則損齒。妊婦食之。則墮胎。

珈琲

性質　珈琲中含有植物纖維三四。水分一二。糖分及埵幾斯篤林（即糊精）一五。脂肪一二。窒素物、鹽類、依的兒性油三分。焙炙之。則糖之一分化爲一種之芳香物。

効能　含蓄物質中二十至二十五分爲滋養物。故飲用之。則有興奮之効。可代於亞爾加里飲料而應用。能令心機抗進。腦機能自由。減少睡眠。身體精神一時活潑。兼催進消化機。

注意　多量飲之。則如亞爾加里飲料。而覺逆上。時或起頭痛。身體精神衰弱。起不眠症。發狂者亦有之。

茶

性質 茶之品位不一。故其性質亦不同。普通之茶。含砂糖、澱粉、脂膏、食鹽之外。又含有茶素、苦里夏登、（クリユテン）揮發油、單寧等之物。茶素、稍帶苦味。苦里夏登、居茶葉百中之一五、六。爲元滋養分之一種。食物中最緊要而不可缺之物也。然其性難溶於水。多成滓渣而亡失。揮發油居百中之六或七八。香氣由此油而來。單寧、居百中一三至一八。使茶生澁味者是也。

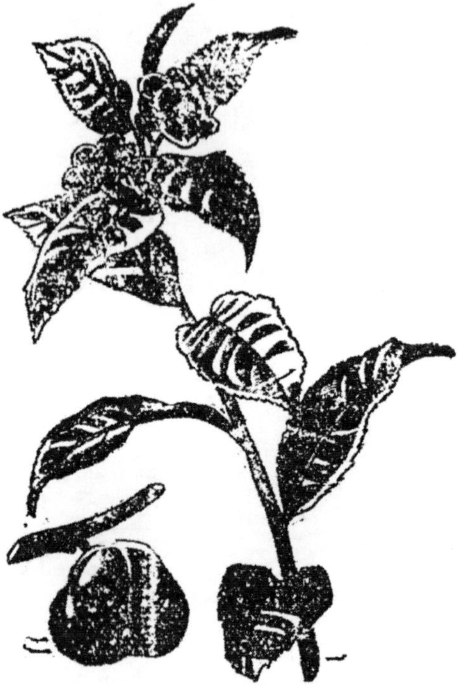

茶樹 （一）茶樹已花者之一部 （二）果實

效能 茶爲神經力之補劑。能散鬱解憂。又爲清涼劑。於中暑中勤勞者。最良之飲料也。又身體衰弱。消化機能遲緩者。日飲若干量。則能有効。故適於老人之飲料。又有消毒之効力。凡誤飲阿片、吐酒石者。飲茶則可免大患。

注意　精製之茶。飲用三分一盎斯以上。則起防遏骨肉消耗之害。多量飲用。則心臟機能催進。脈度急數。尿汗之分泌旺盛。起精神覺動不眠之症。以致身體疲勞。是皆茶素之作用也。

腦受衝動過甚。則起頭痛眩暈。甚至發中風癲狂。是皆揮發油糖之効用也。吾國之人。不好新茶。必俟一年以後而飲用之。此因揮發油既經時日。則其量減少故也。

砂糖蘿蔔

性質　砂糖蘿蔔。多產於西洋諸國。其中如佛蘭西、日耳曼、亞米利加等。尤爲出產之地。日本亦有之。本品不獨可製砂糖。且可爲粗製之酒精。

効能　其効力、與尋常砂糖無異。然其製法頗煩雜。製酒精者。對於糖蜜十貫。（一日本一貫合中國千錢）則得九升。其殘渣、蒸發乾燥而燒熱之。則於灰分中。可得剝篤亞斯鹽。（即加里鹽）

注意　具本有之酸性。故釀造之酒。腐敗甚速。而保存上易於滅却。

生薑

性質　生薑、自水分鹽分少量之酸性而成。具一種之辛味。是爲其特性。

効能　滋養分雖甚微。而能活潑精神。有發汗之効。故用治寒冒。興奮腸胃。催進消化機能。

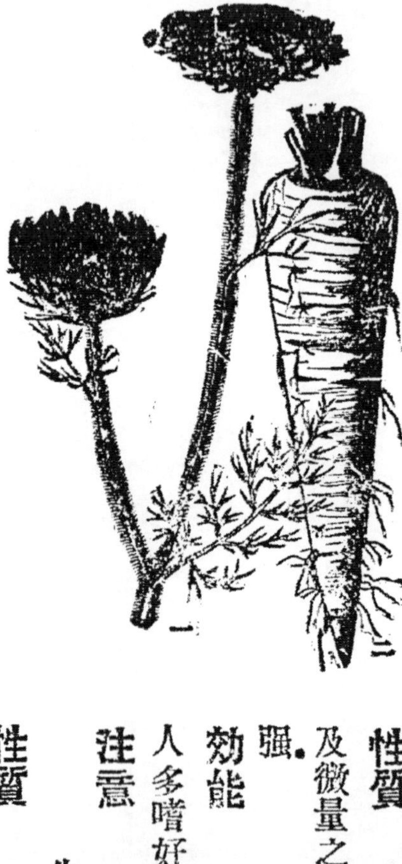

胡蘿蔔　（一）莖之一部　（二）根

胡蘿蔔

性質　胡蘿蔔、含有水分糖分及微量之灰汁。於蔬菜中精分最强。

効能　甘美而有僅微之苦味。人多嗜好之。尤有養腎之特效。

注意　有起逆上、發頭痛之患。

牛蒡

性質　爲野菜中之精分最强者。含有與胡蘿蔔並稱之水鹽分、灰汁及辛味。

効能　味雖不甚佳美。然有催進體溫之効。

牛蒡 (一)莖之一部 (二)花序之縱斷面 (三)花之一

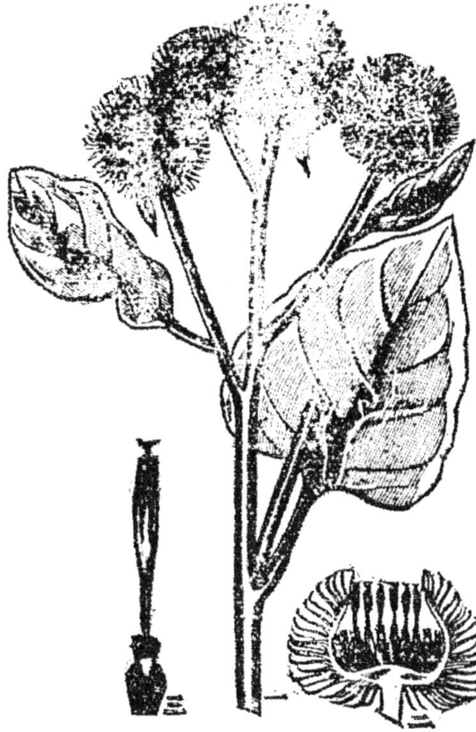

注意 能起逆上。爲眼疾之媒介。不宜多食。

蘿蔔

性質 蘿蔔、爲野菜中之最大者。大有裨益於人生。其莖根及葉皆可食。生者煮熟食之。或用鹽漬曝乾而貯藏之。其成分含有糖分及水分。稍有辛味。爲滋養物中之一。適於中人以下之食料。

効能 煮熟者。胃弱人食之爲宜。以爲常食。有幾多滋養之効。

注意 含有辛味。故有害於肺臟。鹽漬者。宜用壓力極大之石壓之。

欵冬

萊菔　(一)莖已花者之一部與其脚葉一
(二)雌雄蕊之放大形

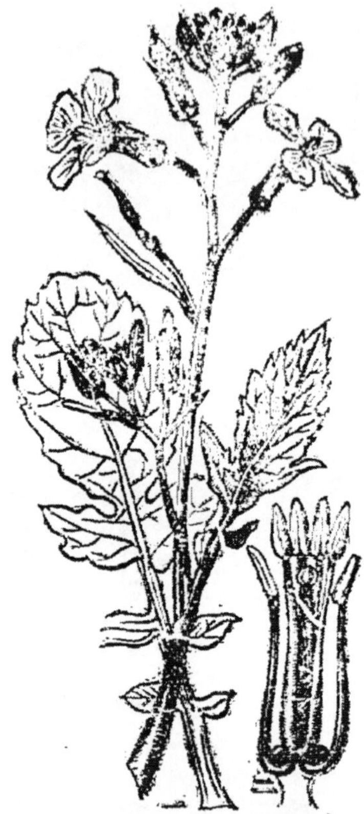

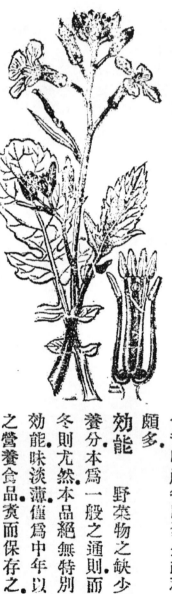

性質　款冬、灰液甚多而含苦味。嚴冬已發生。故利益頗多。

效能　野菜物之缺少滋養分。本爲一般之通則。而款冬則尤然。本品絕無特別之効能。味淡薄。僅爲中年以上之營養食品。煮而保存之。可用於食物欠缺之時。

注意　養分甚少。不可爲幼年者之食料。惟從節約上供於食品而已。然有中毒之恐。又其煮熟而特加甘味者。有害而無効。

獨活

性質　獨活、以水分糖分及少量之苦味而成。爲自然發生之植物。其滋養分頗多。異人之嗜好者。爲其固有之特性。

効能 因調理法之如何，而呈特異之風味，最適於保存，故歐美人特好之，本品不特保有幾多之滋養分，且食之頗覺爽快。

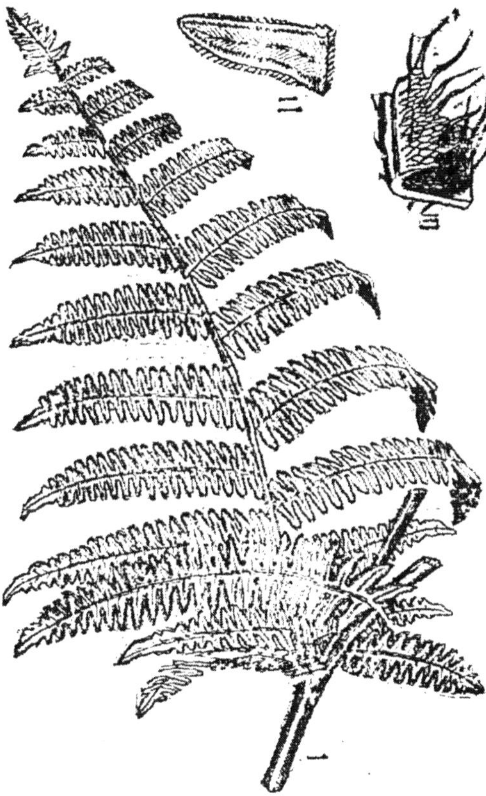

蕨（一）葉之一部（二）其小羽片裏面有子膜者（三）子膜之放大形

注意 身體不健康者食之，則生特發性之患害，有逆上之性者，多量食之，則覺頭痛、眩暈，又本品之消化甚難，故便秘之人、有腫物之人，皆不宜食。

蕨菜

性質 蕨菜含有多量之水分及灰汁，其味雖淡薄，而人多嗜之。

効能 乾燥者便於保

存。又可爲藥用。故有時爲必需之品。而非他野菜之比。

注意　有逆上之恐。故不宜多食。要之藥用之外。不得爲有益之食品。且消化不良。故中人以下之人。不食爲宜。

慈姑

性質　慈姑、灰汁强而水分少。以少量之糖分及苦味而成。其消化頗難。

効能　精分甚强。故營養上頗有裨益。少量用之。則能補助食力。

注意　消化不良。故多量食用。則心氣增重。且不適於中年以下之食料。

蕪菁

性質　蕪菁、含有多量之糖分與幾分之水。灰汁頗少。有柔剛二性。然其味皆不淡薄。適於人之嗜好。

効能　煮熟者。爲病人之食。有補於營養。且有發生體溫之効。故畧能防禦寒氣。

注意　因消化之阻滯。致心氣不爽快。强壯者食之。或致下痢之患。

百合

性質　百合有自生於山野者與人力栽培者之二種。其自然發生者。由於地宜。而而山野一面、全為百合所蔽者有之。其種類大別為三。即白百合、赤百合、岩百合是也。

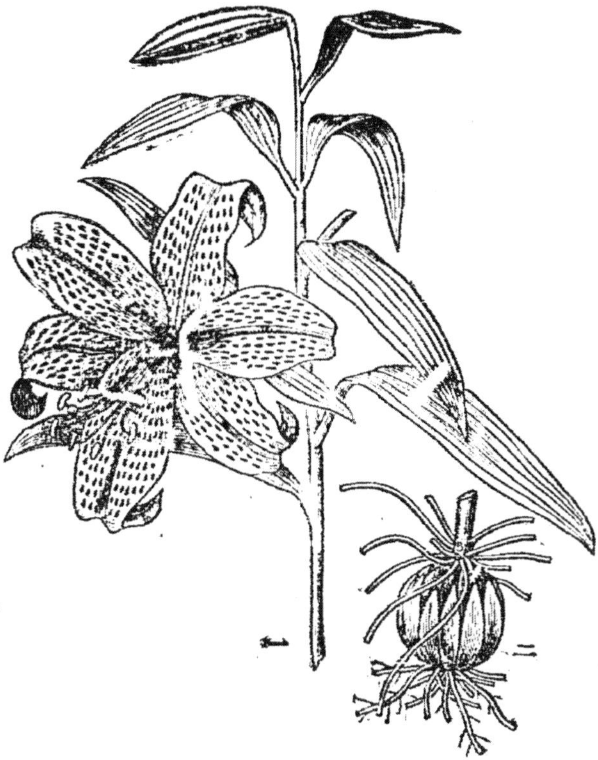

山百合　（一）莖之一部　（二）鱗莖

然此依便宜而命名。不可謂之適當。白百合者花為白色。花瓣半五裂。蘂黃色。葉末甚細。食料中為第一。赤百合者。花瓣六裂至八裂。色甚赤。表面有十個之黑點。蘂為紫色。葉頗多。味與白百合相同。而稍帶苦味。岩百合者。花色呈淡黃褐色。瓣四五裂。蘂淡紅。葉頗少。根小而味極苦。故多不供於食用。百合之味淡薄。糖養分不多。然含有蛋白質、糖分及澱粉等。有害之質甚少。故為衰弱病者或衰老者之食料最宜。
有苦味者。宜如貝之小片。一一剝離。創去其薄端。熱湯沸騰。乾固而貯藏之。則無腐敗之慮。

卷丹

性質　卷丹爲百合之一種。味與百合無異。有特別嗜好之者。

効能　混和豆油而酒煑之。則味最良。雖稍有苦味。而爲無毒性之食品。且有治心痛、利大小便之効。

注意　多食則傷胃。剌戟肺臟。

紫蘇

性質　紫蘇、於蔬菜中。具有一種之特性。含蓄多量之酸分。有香氣與紫色之液汁。其靑者保有特別之辛味。甚爲淡薄。

効能　貴用其香氣與液汁。有時供於藥用。

注意　無滋養之効。故胃弱人用之。不能無害。

蕣杏

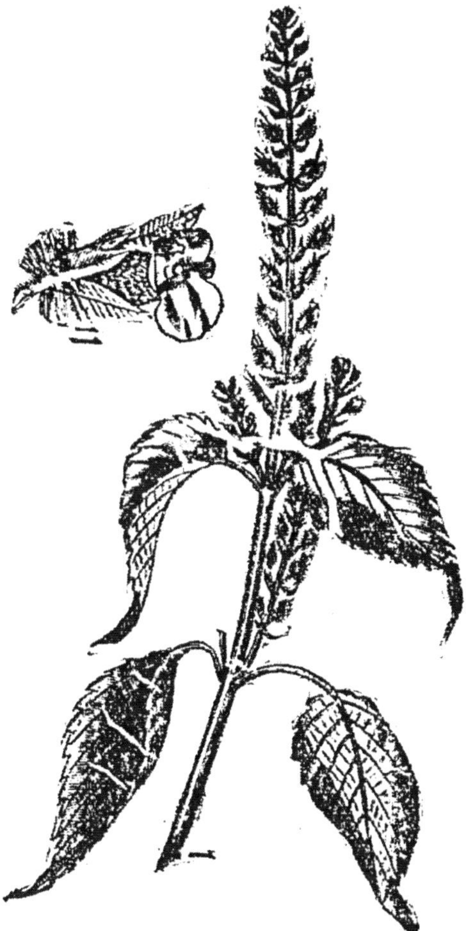

紫蘇 (一)莖之上部 (二)花之放大形

性質 蕃杏爲蔓衍之野菜。多生於海邊。別無美味。西洋多有之。

効能 無滋養之益。然稍食之則精神爽快。

注意 含灰汁頗多。故不宜多量食用。及年少者忌食。

菠薐

性質 菠薐之種類頗多。稍含灰汁。兼有少量之糖分及水分。

効能　營養上稍有効益。若調理得宜。則味甚美而爽快精神。
注意　忌與芥子饅同食。又因施鐵醬。故女子食之有大害。

萵苣

性質　萵苣以多量之乳水分及糖分而成。其味淡薄。折之則出乳狀之液汁。
効能　古謂之乳草。其種類甚多。有止渴之効用。
注意　多量食之則害眼。又忌與蒜、蝦、生姜同食。其液汁呈黃色及白色者。食之有害。

茗荷

性質　茗荷、爲揮發之性食品。含有辛分水分及灰汁。嗜好上頗有輕重。
効能　營養上覺快活。有時呈珍味。

筍

性質　筍之精分頗强。隨人之嗜好而呈美味。營養上利害相兼。其成分、自糖分水分及灰汁而成。
効能　近今需用頗大。因之調理法亦多。爲罐食時尤能耐久。

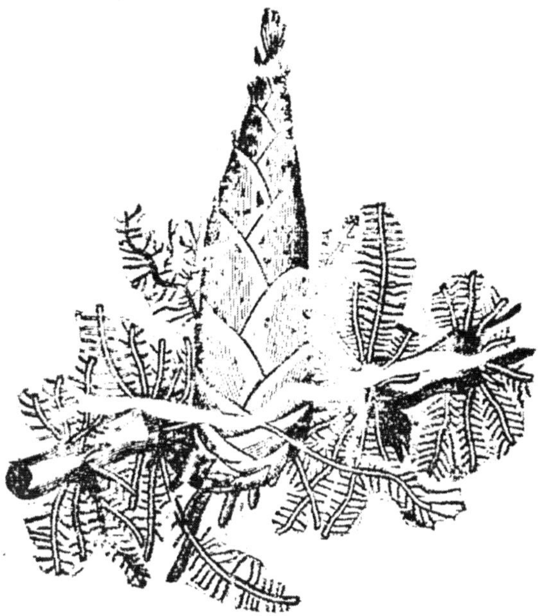

注意 筍之有害實甚。故身體不健之人。決不宜食。又忌與鮒魚、砂糖、油揚（油煮之物）同食。

揚花蘿蔔

性質 揚花蘿蔔。爲三月之大根。性質與普通者無異。

注意 胃弱之人及產前後皆忌食。

野蜀葵

性質 野蜀葵、爲三葉芹。味甘苦而有香氣。無毒之食品也。

効能 開胃進食。氣病人食之無害。

爲菜中之佳品。

注意 含有多量之水分。故多食則起腹痛。小兒婦人皆忌食。

水蕳苣

性質　水萵苣、一名水菠菜、其葉含有苦味、人多嗜好之、餘與萵苣無異、

效能　和酢醬而生食、則味極佳、

注意　胃弱之人及病人皆忌食、

薺

性質　薺味甚甘而無毒、

效能　薺根能止眼痛、

注意　多食則生熱氣、起眩暈、

藜

性質　藜味甘平、有微毒、然嗜之者頗多、

效能　有殺蟲之効、少量用之、則有滋養之益、

注意　有微毒、故不宜多食、有時起下痢、

甜菜

性質　甜菜、一名著蓬草、四時皆生、味甘苦無毒、然含有微毒者亦有之、

效能　和粥煑食、則去熱、開胃、治心痛、被傷於禽獸者、敷之有効、

野蘿蔔

性質 野蘿蔔爲蘿蔔之一種。熟之甚易飢而食之。遠勝於粱肉。性質與普通之蘿蔔相同。

效能 與普通蘿蔔無異。

注意 同前。

菘

性質 菘又名菜。類似蕪菁而爲別物。甘溫無毒。味淡薄。

效能 通利胃腸。止酒毒之渴。因熱而渴者。吸收其液汁有効。又有利水之効。

注意 多食則皮膚發瘙痒。胃弱人不宜食之。

蕓薹

性質 蕓薹、莖葉皆苦。含特有之溫氣。人之嗜好頗殊。

效能 煑熟者。治腰脚之痺。兼有消腫之効。

注意 能生回蟲。

芥

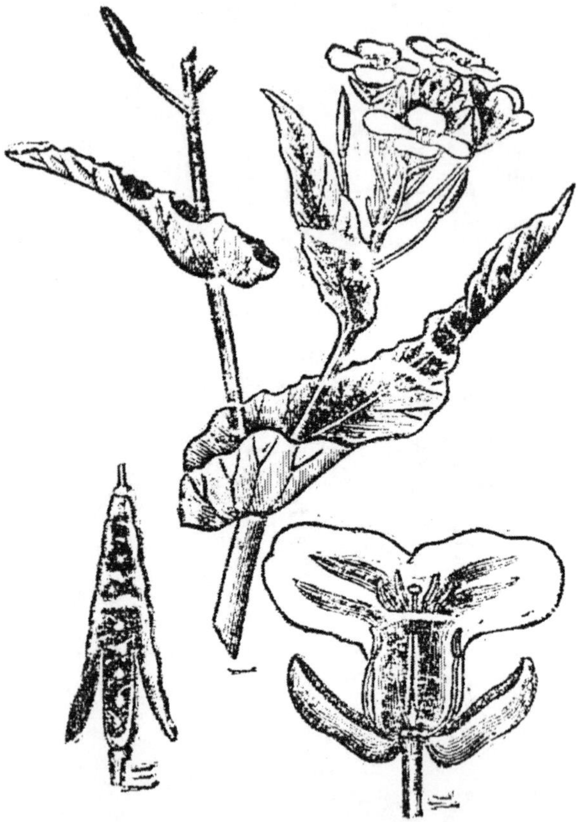

八十八 蕓薹

(一)蕓薹已花者之一部

(二)放大其一花去萼與花冠之一部以示其雌雄蕊

(三)長角

性質 芥之種類頗多。莖葉有辛味。無毒。成分專由辛味而成。調理得宜。則頗佳美。

效能 食之。能明耳目。止咳嗽。混和於酒。或研爲末。合醬油而食之。則有驅寒之効。

注意 細葉有毛者。含有毒性。不宜食用。又能爲害於痔疾及便血。

芥子

性質　芥子、爲間接之食品。人之好否各異。其種類頗多。爲薺爲菜者。以白芥子爲良。本品以純辛之味而貴重。愈老則愈辛。以之調食。味頗佳良。

効能　與葉莖無大差。

注意　同前。

韭

性質　韭微辛而有一種之劇臭。味甘酸。嗜好頗殊。

効能　資根葉食之。則溫中而有强壯之効。又能治洩精。

注意　多食則傷眼。酒後與熱病後皆忌食。又忌與蜜及牛肉同食。

胡葱

性質　胡葱、亦爲葱之一種。無毒性。生者味辛。熟者味甘。其他與葱無異。

効能　溫腹中。治腫毒。有殺蟲之効。

注意　長久食之。則損眼、起齒痛。

薤

性質　薤與葱相同。有臭氣。味辛苦。精分頗强。雖無毒性。而嗜好各異。其供於食用者。專在於根。常和鹽與酢而爲漬物。

効能　溫中去水氣。爲羹而食。於病人產婦最宜。又治女子之赤白帶下。

注意　濫食、則傷腹。起下痢。

野蒜

性質　野蒜之性質効用。略與蒜相同。多自生於田野。似蒜而極細小。不爲貴人之食。

効能　特嗜之者。頗覺其爽快。雖屬於劣等食品。而亦爲滋養中之一種。

注意　多食則害眼。虛弱人忌食。

蒜

性質　蒜爲五辛中之一種。於辛辣味中。帶有一種之刺戟性。又如他之葱韭。含有臭氣。且較他之五辛爲甚。其成分、與葱無大差。含有多量之硫化亞爾滋養之効亦較他之同類爲多。

効能　補身體之健康。有殺蟲之効。益其球根舂搗於臼而爲乳汁狀。遇他菜類生蟲之時。用薤帶散酒之。則有驅蟲之効。

行者蒜

性質 行者蒜。一名天竺蒜。食之無臭氣。爲佛氏之食物。故有是名。其味與蒜無異。

効能 與蒜相同。故不再記。

注意 多量食之。則起逆上。

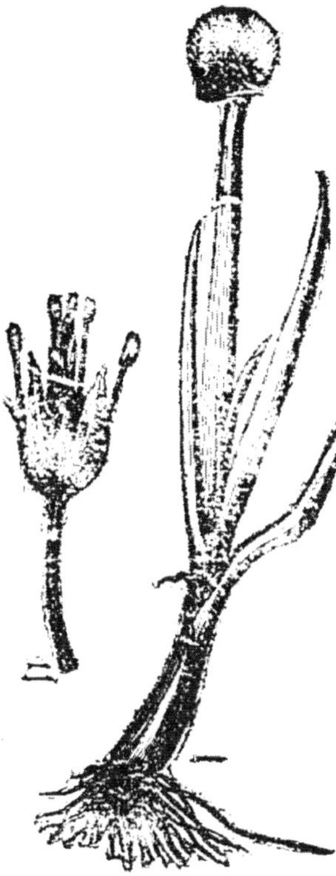

葱 (一)全形 (二)一花之放大形

葱

性質 葱、一名根深。其根深埋於土中。故含多量之水分與鹽辛分。與蒜薤無大異。

効能 野菜中精分最强。能催進血行。增加唾液胃液之分秘。扶助消化機能。有補於營養。

注意 有惡臭。故有腋臭

者不食爲宜。液汁入眼。往往覺痛。多食則起逆上。

西洋葱

性質 西洋葱。具一種之刺戟性與臭氣。其種類不一。因之性質及其滋養分亦皆小異。然其最良者。分拆之時。得水分八四、七八。蛋白質三、二八。纖維質九、五。脂肪一四。糖分一、八八。不含窒物九、一。硫化亞里爾一〇。灰分六八。其刺戟與臭氣。由於硫化亞里爾存在之作用也。

効能 依右之成蹟。則滋養物。爲蛋白質、含水炭化物及脂肪。而保溫之効。由於含水炭化物之存在。衝動辛辣之作用。由於硫化亞里爾之存在也。然含有如斯多量之滋養分。於實際上其効不著者。則因水分之過多故也。

注意 多食、生食。營養上皆無良果。較諸他種滋養分少之蔬菜。則於健康上有幾分之裨益。混和肉類而用其少量。則較纖維多而葉莖堅硬之蔬菜爲優。

第七章 菓實之部

菓實之總說

性質　菓實概由糖分、有機酸、揮發油等而成。其中含有多量之水分。有多少之美味。至其詳細。就各物而說明之。

効能　生菓實爲貴要之特嗜品。更加他之食品。則其味尤美。

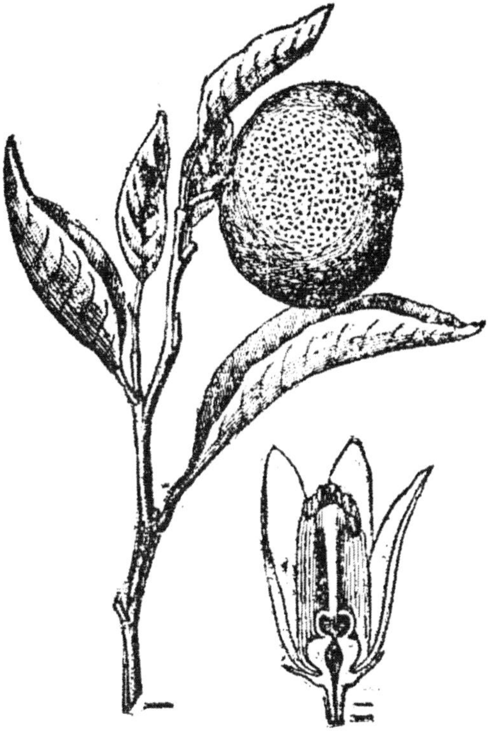

蜜柑　（一）蜜柑之之果實　（二）香橙花之縱斷面

注意　除栗以外。各菓實所含之滋養分頗少。甚至有絕無滋養分者。

蜜柑

性質　柑橘之種類極多。殆達於百有餘種。各具固有之性質及滋味。因之形狀品質。有大小良否之差。其樹之發育有遲速。結菓亦有多少。

蜜柑、於柑橘類中爲最多。從其生產之地。附有種種之名稱。其中有同種而異名者。舉其素常栽培者言之。則有圓蜜柑、大平蜜柑、盧橘、泉州紅橘、溫州紅橘、紅海紅橘、油柑、佛手柑、牛金柑、金柑、香橙、回青橙、臭橙、甘橙、菊橙、文柑、柚、平柑子、大柑子、大蜑蜜柑、枸櫞等之名。蜜柑中滿充甘酸美味之液汁。無分大人小兒嗜食之者頗多。因之其需要亦多。

效能　其味能潤舌。清涼口中。爽快心氣。砂糖漬者。尤能經久不變。乾燥之皮。爲藥、爲香料、爲油。其用途頗廣。

性質　樹性好溫而忌寒。故栽培時。宜擇適良之氣候與土質。地質避緻密堅硬。以含有砂壤之赤色粘土爲佳。培養得宜。則自繁茂。不出數年間。收利之多。自非他菓之所能及矣。

李夫人橘

性質　蜜柑中最巨大者。爲溫州橘。李夫人橘。即溫州橘之一種。爲最優最美之品也。

效能　溫州蜜柑之美。爲衆庶所悉知。故圓其繁殖者益加多。其價亦極昂貴。比諸圓蜜柑、平蜜柑之二種。於滋味芳香之濃厚上。彼二種雖培養甚至。終不如李夫人橘

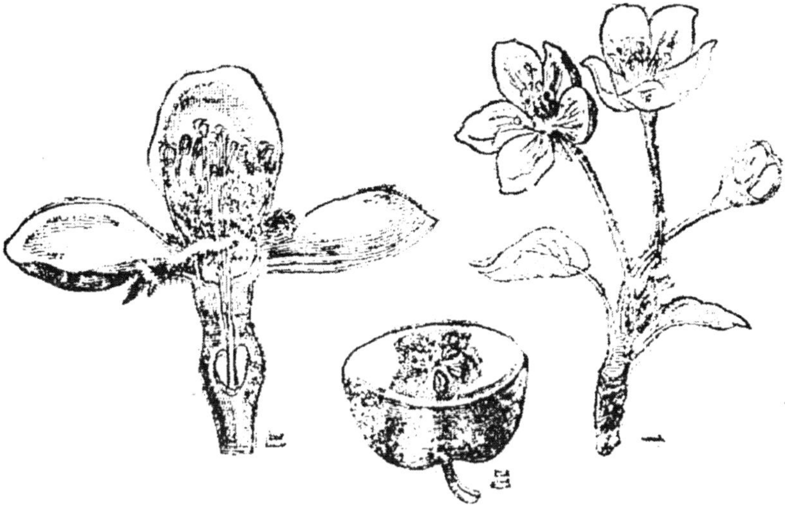

梨
（一）梨花
（二）梨花縱斷面之放大形
（三）梨果之橫斷面

之味美而可珍。

注意　栽植柑橘類。宜擇常受日熱而不遇暴風之處爲最要。地質擇富於石灰質之眞土、山腹之斜面形者。最爲適宜。培殖其苗。須用柚臺。由是蟲害少而得壽長。近今雖用枳殼臺。然關永遠之利益。遠不如前者之優。

施肥之順序。寒中施魚肥。春期開花之候。施人糞、魚腸等。夏期入梅之頃至六月之間。施青草。凡此所以防土壤之乾燥。令其漸次腐敗。而爲培養樹之勢力之好肥料者也。其他適宜應用搾粕、骨粉、動物肥料、使樹之發育完全。則結實上得收良果。

梨

性質　梨之種類。次第增殖。則良種從之而發現。日本之梨。比諸西洋產者。其味過於淡薄。漿汁甚多。肌膚不緻密而易於腐敗。外皮粗厚。不便於剝脫。

梨爲甘味之菓實。食之則能止渴。渣滓甚少。於病者爲適良之食物。食後食之。則能潤口液。去胸膈之痞塞。健胃之消化。

注意　欲栽培於家園以供食用。則培養保護之點。不可不注意。肥料欠乏者。實招大害之媒。開花之際。於一處叢附多花者。須注意不損他花而摘去之。成熟之頃。菓實過多之處。宜相間而摘除之。

西洋櫻實

性質　西洋櫻。比日本之櫻。其色稍白而小。其種類甚多。因其種類之不同。故有形之大小、味之濃淡及種種之色樣。然大抵與李實相同。其色不外乎黃紅黑之三種。其漿液頗多。味極甘美。

日本伊豆大島所產之一種。島民稱之爲島櫻。與西洋種類頗相似。此樹有二種，一則枝葉少而帶紅色。花呈淡紅。類似於通常之種。一則枝葉帶青色。花呈白色。單瓣而大。實熟之時。二者皆變爲紫黑色。味頗佳。其發育之速。尤非他樹之比。於春分下種發芽以後。不怠培養。則至於秋季。高可二尺餘。移諸林地。更經三四年。則可達丈餘。是蓋西洋櫻之一種也。

效能　西洋櫻之菓實。於品味甘美之中。無濃厚之質。故其汁液淡薄。夏月食之。頗覺爽快。爲食桌上之美味。且得以之釀酒。

樹脂、可代亞剌毘亞護謨之用。花鹽藏。夏日口渴覓飲之時。取投二三點於碗內。注熱湯其中。則香氣馥郁。勝於茶者萬萬。製法擇半開之花。連莖採取。每四貫。（日本一貫合中國千錢）和鹽二升及梅酢一升五合。盛之桶中。加以壓石。三日以後。容積必減其半。於是與他桶者相合。同實於樽。置枕木二本爲蓋。以紙封固而置之。至於夏日。鹽汁乾涸時。則啓封。適宜注入梅酢。仍如前置之。自保存一年至一年半之久。西洋櫻之實。宜於生食。然其漬物。貯之以爲茶菓等者。其味尤美。其法以半熟之實一升。水洗而日曝者數次。而後令乾燥。用燒酒一合、梅漿水三勺、砂糖六十錢、燒鹽一合相調和。漬之瓶中。凡閱一週間。其味佳美無比。不觸空氣者。經數年之久。亦無變味之虞。

注意　培養法。選高燥之眞土栽植之。氣候無特別之適否。所慮者。遠於居屋。則易受野兎之害。野兎者。好剝食其樹皮。以致不免於枯死者也。防之之法。移植之前。卷藁草於幹上。(凡一二尺餘)而後植之爲宜。其他就一般樹木栽培法以取捨之可也。

西洋梨

性質　西洋梨。種類甚多。肉豐肥而心小。味甘美。肌理緻密。堪於久貯。外皮殊薄。甚易剝削。富於濃美之糖分。應用於食桌。尤爲適良之果實。

効能　日本梨與西洋梨。種屬各異。歐洲種者。爲東歐諸邦之原產。而稍變其種者也。其味濃厚甘美。汁液頗多。雖因氣候等而有加減。而大抵堪於久貯。故生貯之。亦無腐敗之憂。

注意　西洋梨。欲移植栽培。宜擇寒冷之土地。因其爲歐洲寒地植物故也。

李子

性質　李味苦酸而無毒。食之覺爽快。爲其特性。

効能　曝而食之。有驅除熱氣之効。

注意　飲水後不宜食。又忌與水同食。

杏子

性質 杏味酸而含小毒。

効能 曝之爲脯而食之則能止渴。

注意 有小毒故忌多食。

巴旦杏

性質 甘溫無毒可爲小兒之遊食。

効能 有止咳之効。

注意 多食則起下痢食後不宜飲湯水。

梅

性質 梅以花而著名其實次之其味酸而無毒含有多量之酸分故人之好否各殊。

効能 種類甚多有生梅、白梅、黑梅之別其著名者除熱去痰之効是也。

注意 多食則損齒、弱胃。

桃子

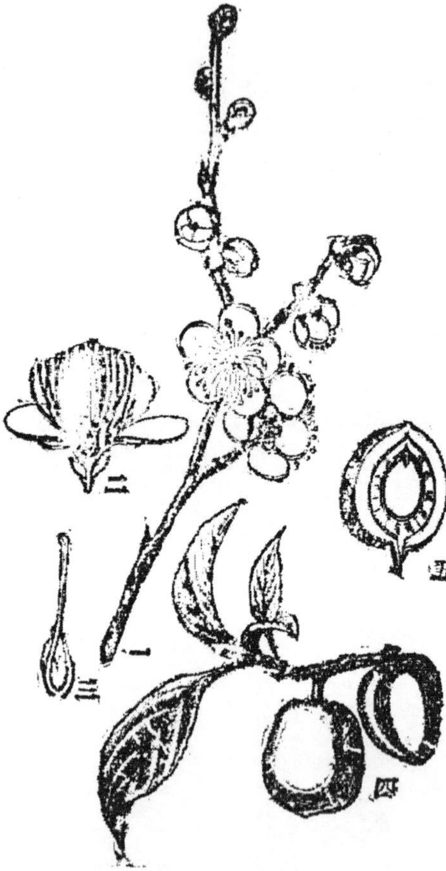

梅
(一)梅花
(二)梅花之縱斷面
(三)子房
(四)梅子
(五)梅子之縱斷面

性質 為大人小兒之遊食。味辛酸而有微毒。

効能 為脯食之則能和益顏色。產婦病者食其少量無害。

注意 多量食之則有毒。與鼈同食則起心痛。

栗

性質 種類甚多。含有多量之甘糖。最適於遊食。

効能 得以止飢。可混和於米麥而食用。為遠路之宿食尤宜。

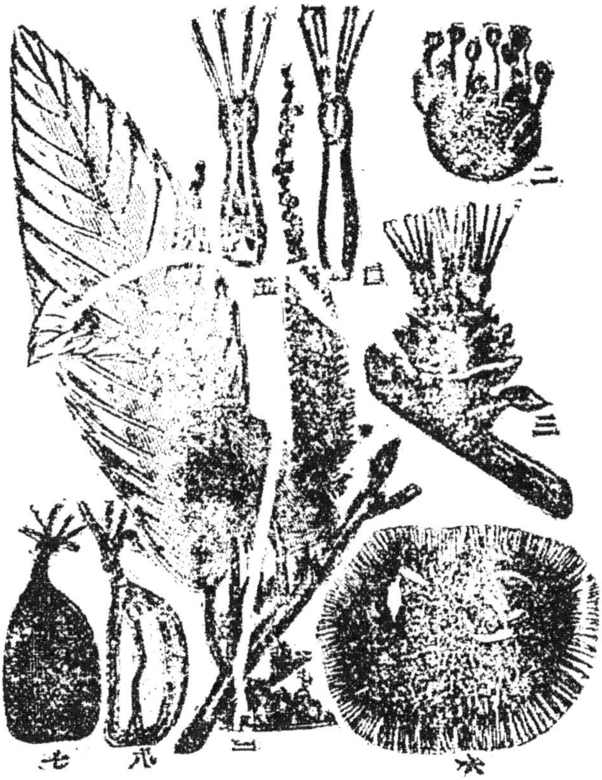

栗樹
(一)枝之一部甲雌花乙雄花
(二)雄花之一朵
(三)雌花之一叢
(四)雌花之一朵
(五)雌花之縱斷面
(六)雌花叢之熟者
(七)果實之一
(八)果實之縱斷面

注意 消化甚難。於小兒則忌多食。

棗

性質 棗有生棗大棗之二種。生棗氣味甘辛而無毒。大棗則反之。

効能 少量食之。則心氣爽快。肉有拂除邪氣之効。

注意 羸瘦者不宜食用。因其有起熱之患故也。又有害於齒痛。且忌與葱魚同食。

小梨實

性質 小梨實、爲冷性之食品。夏時食之。則覺爽快。含有多量之水分與甘糖。兼含少量之酸味。係無毒之食品也。

効能 利大便。止渴。潤肺。去痰。又有解除酒毒之効。

注意 有金瘡之人、乳婦、血虛之人、皆忌食。

林檎

性質 林檎、甘酸無毒。食之則神氣爽快。西洋人深嗜之。

効能 去痰。治中暑、腹痛、及消渴。

注意 多食則多睡而煩心。

枇杷

性質 含有多量之水分與糖分。兼含少量之酸氣。係無毒之菓物也。

効能 止渴及吐逆。

注意 多食則發痰熱。又忌與炙肉熱麪同食。

銀杏

性質 銀杏、甘苦而無毒。其味雖不甘美。而調理得宜。亦可爲貴人之食品。

効能 熟食之。雖無美味。亦非下等之食品也。

注意 生食則起疳。又忌與鰻同食。

胡桃

性質 胡桃、甘平而無毒。然含多量之油。故非平素之食物。

効能 食之令人肥健。又有潤肌、黑髮、利大便之効。

注意 多食則惡心、吐水。飲酒而食之。則有吐血之患。

石榴

性質 石榴甘酸無毒。其味雖不甘美。然因其爲遊食而珍重之。

効能 食之、治咽喉燥渴。

注意　多食則損肺。損齒。

榧子

性質　榧子爲水分少而淡薄之食物。

效能　以爲常食。可治痔疾。下寸白蟲。

注意　消化不良。故多食則有害。

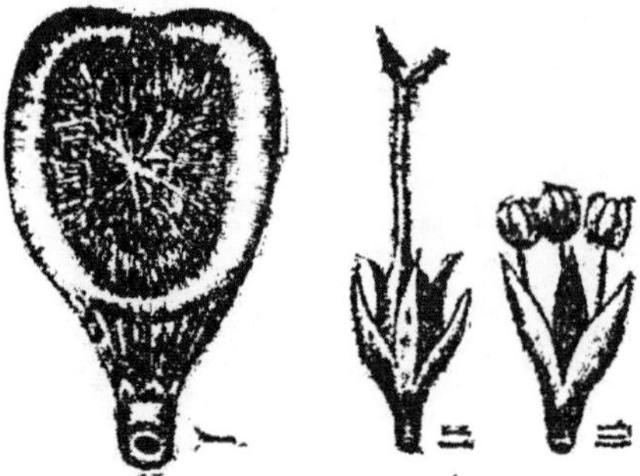

無花果 (一)縱斷無花果以示其內面 (二)雌花 (三)雄花

無花菓

性質　無花菓爲無毒之食物。味雖不美。畧有補益之利。

效能　食之則止洩痢。息咽喉痛。若以其葉煎湯服用。則治腹痛及下血。

注意　病人忌食所含之酸味。大有害於腹痛。

櫻桃

性質　櫻桃、味甘無毒。

效能　食之則顏色增佳。

注意 多量食之。則催起嘔吐。

胡頹

性質 胡頹、帶酸味。含多量之水分。

效能 食之、爽快精神。止水痢。爲小兒之遊食。有裨於營養。

注意 於寒熱病者、雖少量亦不宜食。

金柑

性質 金柑、味甘酸而無毒。適於身體之營養。

注意 多食則生痰。

柚

性質 柚之種類甚多。其名花柚及大福者。爲同一之種類。皮皆甚厚。味甚劣。性酸寒而無毒。

效能 解滯食。消酒毒。

注意 酸分甚多。故多量食之則有害。

橙

性質　橙味與柚相同。寒酸而無毒。

効能　其皮苦辛。無毒。和鹽貯藏而取食之。則解酒毒及痰。

注意　與水獺之肉同食。則起惡心。

柿

性質　種類甚多。最著名者。為紅柿及黃柿。其味甘美。含多量之水分。

効能　味甘美而有營養之効。無別貴賤。為良好之食品。

注意　小兒多食之。則起腹痛。

烘柿

性質　烘柿、為柿之一種。與柿毫無所異。

効能　消酒毒。止口渴。有清涼口中之効。

注意　與蟹同食、則腹痛、瀉痢。食紅柿而飲酒者。易醉而起心痛。

白柿

性質　白柿。味甘平帶澁。與烘柿無異。為無毒之良菓物。

効能　健胃。消痰。止渴。有効於吐血、咳嗽。

注意　能妨消化、滯食。不可爲小兒之遊食。

醂柿

性質　醂柿、爲柿之貯藏者。其法有二。一爲水藏。一爲鹽藏。水藏者性冷。鹽藏者有毒。味甘美。人多嗜之。

効能　有健胃之効。

注意　病人及虛弱人忌食。因有中毒之恐故也。

柿糕

性質　柿糕、爲黃柿和米粉製糕而蒸熟者。任何之人。皆可食之。其味隨調理法而無一定。然皆甘美之食品也。

効能　有裨於營養。小兒食之。則止下痢、下血。

海松子

性質　海松子、爲五葉松之子實。朝鮮產者。香氣深而含有甘糖。爲無毒之食品。

効能　有健胃之効。久服則延年却老。

注意　過量食之。則妨消化。起頭痛。

荔枝

性質　荔枝、味甘無毒。含多量之水分。

效能　止渴。健胃。人人皆可食之。

注意　多食則口乾。發衄血。

榧子

性質　榧子、味甘淡無毒。

效能　適量食之。則有滋養之効。因之覺精神爽快。

注意　能傷胃。發瘡疥。病人、小兒、決不可食。

秦椒

性質　秦椒、味辛。不爲常食。多供於藥用。

效能　除風邪。溫腹部。堅齒皮髮。且有通婦人月經之効。

注意　多食則身體生熱氣、起痲痺。

蜀椒

性質　蜀椒、味辛有毒。爲椒類中之最有辛味者。僅於藥味上應用之。

効能　開通胸部。止嘔逆。

注意　過食則起喘息。

胡椒

性質　胡椒、味極辛。香美無毒。嗜好之者殊甚。

効能　興奮腸胃。催進消化。

注意　多食則損眼。又往往傷肺、吐血。

岩梨

性質　岩梨、味甘酸。其葉似平地木。高不過數寸。實似覆盆子。而味不佳。

効能　快活精神。爲壯健人之食則有益。病人則不宜食。

第八章　魚肉之部

魚肉總說

性質　魚肉、爲吾國人所賞嗜。其成分含有多量之水分與脂肪。蛋白質、粘分、澱粉等。依其種類而所含各異。要之魚類、保有吾人好食品之特性。其滋養之厚薄。比於他食品則雖劣於牛羊豚類。而其他諸品中。猶占優等之地位者也。

効能　魚肉不特以甘美之味。爲吾人所嗜好。且營養上有幾多之効益。吾國不問貴賤視魚爲一日不可欠缺之食品者。恰與歐人之貴重獸肉全相同一者也。

注意　魚類中吾人之嗜好特厚者。含藏毒害者有之。故不可全謂其有利於此以詳其性質而食之爲最要。

鯉

性質　鯉爲人之所珍重。肉味甘而無毒。常供貴人之食膳。

効能　鯉味甚美。其用醬汁調理者。可養病體。治咳嗽黃疸。有利尿出乳汁之効。

注意　脊上兩筋及血中呈現黑色者有毒。棲住於溪間者。毒在其腦。催起下痢之時。決不可食。

鮒

性質　鮒與鯉相同。生於河川湖水之中。味甚美甘溫無毒。人多嗜之。

効能　止下痢補虛弱。

注意　宜謹多食。又忌與蒜、砂糖、雞、鹿、猴肉同食。

鱖魚

性質 鱖魚、俗謂之鮭。肉甘平。味最美。大都無毒。然間亦有小毒。

功能 食之令人肥健。又補胃。治瀉血。

注意 大熱及痔疾之人忌食。乾鮭、難於消化。

鰶魚

性質 鰶魚、一名鯇魚。味與鮭相同。所異者彼爲大味。是爲小味也。

功能 與鮭相同。

注意 同前。

鰷魚

性質 鰷魚、生於急湍激流或溪水中。甘溫無毒。

功能 煮而食之。能溫胃部。止下痢。使之快通。

注意 消化甚難。不宜多食。

鱒

性質 鱒與鮭。形式相同。惟其味稍異。甘溫而無毒。

効能　鱒味之美冠於諸魚。人多嗜之。兼有溫胃之効。

注意　生食則味尤美。然能生寸白蟲。决不可食。

鰻鱺

性質　鰻爲川魚中之有美味者。精分頗强。甘平無毒。人極嗜之。

効能　有効於痔疾。能殺腹中之蟲。故小兒宜食之。

注意　現黑斑者毒最甚。重四五斤而水行昂頭者不可食。凡目陷者。味甚劣。不堪於食用。然可治眼疾。

泥鰌

性質　泥鰌、形小而有文彩。長三四寸。常沈於泥中。其色青黑。甘平而無毒。

効能　食之不特覺快。且能調胃腸。醒酒氣。

注意　貧血性之人。不宜濫食。

鯇魚

性質　鯇魚、俗名鯶魚。甘溫無毒。味甚美。嗜之者頗多。

効能　能療水腫。利小水。爲肉糕者。其色潔白而美。不忌患者之食用。

注意 無鱗魚皆有毒。最忌食用。赤目赤鬚而無鰓者。尤忌食之。

杜子魚

性質 杜子魚、類似於鯰而口闊。其色黃黑有斑。脊上有刺。長三四寸。味甘無毒。

效能 虛弱人食之。稍有裨益。

注意 常為賤者之食而貴者不食之。

黃顙魚

性質 黃顙魚、其味甘平。有微毒。不甚佳美。

效能 能消水腫。利小水。

注意 無可記之處。

鯊

性質 鯊生於潮流混淆之川中。而溪澗中亦生之。其形頗小。生於江海者。則為大形。皆甘平而無毒。

效能 秋候最多。人頗嗜之。不特其風味極佳。且能爽快精神。

注意 消化甚難。故忌多食。

鱠殘魚

性質　鱠殘魚、味甘平而無毒。

効能　為羹而食。味極佳美。且有健胃之効。

注意　多食則損腹部。

麪條魚

性質　麪條魚、長一二寸。較鱠殘魚為小。潔白之點則相同。至於四川作梁以捕之。其味淡而佳美。無毒性。

効能　患者食之不忌。其他與鱠殘魚相同。

注意　効用與鱠殘魚相同。故其害亦同。

鱎魚

性質　鱎魚人多不嗜之。味甘平而無毒。

効能　食之覺爽快。

注意　消化甚難。故腹滿時忌食。又疾毒較多之體。甚不適宜。

棘鬣魚

性質 棘鬣魚。一名鯛魚。味美無毒。形似鮒而色赤。

効能 滋養分頗多。食之令人肥健。女子乳汁少者。最宜食之。

注意 傷寒、熱病、積痞之病、皆忌食。

烏頬魚

性質 烏頬魚。俗名黑鯛。形似鯛而色黑。甘淡味。有小毒。

効能 冷調食之則有効。

注意 病者忌食。

鱸

性質 鱸之大者二三尺。小者不過數寸。味甘。有小毒。

効能 逞筋骨。和腸胃。

注意 雖有小毒。尚無發病之憂。惟忌多食。

魴魚

性質 魴魚、味美甘溫。最惹人之嗜好。多食無害。殊無毒性。

効能 能調胃。助消化。

注意　宜選新鮮者食之。

鰡

性質　鰡魚甘平無毒。

効能　食之能補胃令人肥健。

注意　脂肪甚多者。無益於羸弱性有腫毒者之食用。

海鰻

性質　海鰻、與鰻相同。味甘平無毒。

効能　無鱗魚多無毒。製爲肉鬆。不忌病人之食用。且有滋養成分。

注意　惟忌多食。

海鷂魚

性質　海鷂魚、甘鹹無毒。惟其尾有大毒。

効能　遭其刺毒者。以樟腦、楠木、奇留木薰之則毒自解。

注意　其肉無益而有害。故非健康之人則忌食。

文鰩魚

性質　文鰩魚、味不甚美。甘酸而無毒。有小害。

效能　臨產食之。有平產之特效。

注意　多量食之。則起口渴。虛弱者食之。不免有害。

鯖

性質　鯖、味甘無毒。然人之好嫌各異。

效能　有滋養之效。且能治脚氣。

注意　鯖酢合食則有害。故以不食爲宜。

比目魚

性質　比目魚、俗謂之鰈。味美無毒。人多嗜之。

效能　營養上大有裨益。於諸病無障害。

注意　產後忌食。又蒸鰈食之時。或起腹痛。

梭魚

性質　梭魚形似梭。嘴長身曲。甘澀無毒。人頗嗜之。

效能　食之精神爽快。爲壯健者之食品。

注意　與油膩物同食則發瘡疥。病人小兒皆忌食。

鱭魚

性質　鱭魚、味惡。人不嗜之。然甘溫無毒。

効能　有溫暖腹中之効。其肉有苦味。効益即由是而來。

注意　多食則發熱、覺渴。

鱅魚

性質　鱅魚、多脂肪。味甘溫無毒。但海上之魚。往往帶臭如死尸之一種變性。

効能　能溫胃部。壯健人食之爲宜。

注意　多食則發瘡疥。常爲賤者之食料。

馬鮫魚

性質　馬鮫魚、爲青斑色。無鱗而有齒。其小者謂之青箭。味甘。多脂肪。

効能　强壯者食之。則快活精神。

注意　痞積、疝氣及小兒患疥癬者皆忌食。

鰛

性質 鰛、類似馬鮫魚而小。有鱗。大者長數寸。含有多量之脂肪。味最重厚。

效能 爲賤者之食料。然其油漬者。貴人食之。

注意 起痰。發瘡疥。故惟強壯者食之無害。

大口魚

性質 大口魚、味鹹無毒。供用於食品及藥料。

效能 多產於朝鮮。味甚美。就中腸與脂肪最佳。營養上大有裨益。

注意 肉質堅硬而消化難。故胃弱人忌食。

松魚

性質 松魚、味甘無毒。食之頗佳美。肉肥色赤。鮮明如松節。故有是名。常生於東北海。

效能 俗謂之鰹。多肉而少骨。和芥子酢食之則頗佳。或炙而食之。則有肥健之効。

注意 餒者有毒。

海鰌

性質 海鰌因其形似而名。惟其大小各異。巨大者可吞舟。

效能　性熱而味重厚。富於肥膩膏油。皮黑而有赤白之肉。強壯人食之。則可耐寒。

注意　消化難而易於傷胃。痞積及帶下者忌食之。

海豚魚

性質　海豚魚、亞於鯨而巨大。自多量之鹹分及脂肪而成。味似水牛而無毒。

效能　為一般之食料。雖不適宜。然適於力役者之食品。

注意　可供於肥料。貴人不食之。

鮫魚

性質　鮫魚有大小之別。骨肉皆柔軟。甘平無毒。

效能　為膾食之。則效用與鮒魚相等。人多嗜好之。

注意　無營養之效。不宜多食。

鱣魚

性質　鱣、為巨魚之一。與鮫為同種。而有小毒。

效能　少量食之。則令身體肥滿。有營養之效。

注意　多食則消化難而失聲音。

河豚

性質 河豚、種類甚多。人謂其盡含毒性者。其說未確。味甘溫而美。

効能 治痔疾。有殺蟲之効。

注意 有具大毒之部分。其味珍美。然調理失宜者。往往殺人。

華臍魚

性質 華臍魚。俗謂之鮟鱇。一名琵琶魚。因其形肖而名者也。初冬之時最多。人極珍重之。至春則其味大劣。

効能 諸病不忌。高貴之人及衛生家。常以代河豚而食之。

注意 消化甚難。非營養之食品。

青魚

性質 青魚、形似鰮而長達尺許。味勝於肉。於歲首婚禮等。常用之爲祝儀。

効能 力役者食之有益。

注意 消化甚難。故虛弱及胃弱者皆忌食。

章魚

性質 章魚、身小而足長。為海魚之一種。無毒。性含有多量之糖分與鹽分。

效能 人甚嗜之。食時用醋調理者為最佳。

注意 不無小毒。故忌常食。且消化甚難。故胃弱人忌食之。

鱆魚

注意 鱆魚、似章魚而為別種。腹內有色白如大麥之粒。味較章魚為勝。人多嗜之。

注意 虛弱人食之。則起腹痛。白粒之資熟者。強壯人食之為宜。

烏賊

性質 烏賊與章魚皆無骨。形頗類似。其大者長尺餘。然其最大者。長及丈餘。味酸平無毒。其乾者。謂之鯗或鯣。

效能 無可述之處。

注意 為不消化物。故病人忌食之。

鰕

性質 鰕之種類甚多。味珍美。性含小毒。

效能 為羹食之。則催進乳汁。強壯人食之無害。

注意 小者產生於水田及溝渠，含有毒性。不宜食用，又無鬚及煮之而色白者。皆不可食。

海蝦

性質 海蝦、有小毒。味甚美。人頗嗜之。

效能 可治頭瘡。兼去疥癬、身癢。

注意 消化甚難。故忌多食。

海糠

性質 海糠、一名醬鰕。細而如針芒。沿海人常醃之以爲醬。呈淡紅色。味與鰕相同。

效能 雖爲一種之食品。而限於食品缺乏之時用之。

注意 以爲常食。則發便血。

蝦姑

性質 蝦姑亦爲蝦之一種而少異。味與蝦相同。

效能 形似於蜈蚣。而味不甚佳。力役者食之有效。

注意 消化甚惡。營養上無効益。故貴人不食之。

沙噀

性質 沙噀、爲塊然之一物。形如牛馬之腸。頭長五六寸。無目無皮。僅能蠕動。觸之則縮小而如桃栗。味特美。人之好否各異。

効能 用醋調理之。則爲貴人之食。乾者爲藥用。

注意 消化甚難。故胃弱人、老人、小兒、產婦、皆忌食。

海參

性質 海參、多產於東南海中。形似蠶而大。其色黑。長五六寸。表裏皆潔。味極美。爲殽中之珍品。成分中糖辛混淆而無毒。

効能 與猪肉同煑食。則補肺止咳嗽。効與人參相同。

注意 消化甚難。易於傷胃。

鰤

性質 鰤味至美。具甘酸鹹而有微毒。人甚嗜之。

効能 强健人食之。則覺爽快。供於酒膳者。尤能增加其量。

注意 病者忌食。

鯵

性質　鯵味雖不珍美。而平常人多嗜之。其成分。稍溫無毒。

効能　以醋調理者。適於貴人之食品。

注意　非滋養之食品。故病者忌食之。

鯖

性質　鯖於五六月之交最多。而冬季亦有之。味甚佳。然爲下等品。含多量之脂肪。

効能　以爲食品。與松魚不相下。且因味美而人多嗜之。爲强健人之食尤宜。

性質　爲下等之食品。有小毒。病人不宜食用。蒸而爲脯。雖可代松魚。而其味大劣。有特臭。不堪食之。

大刀魚

性質　大刀魚。油膩多而無佳味。爲下等之食品。

効能　適於力役者之食。

注意　能損腹部。病人食之。不免有害。

魚膾

性質 魚膾、以多量醋味而成。調理得宜者。甘溫無毒。人多嗜之。

效能 除胃中之酸水。極覺其爽快。

注意 臨睡時食之。則有停滯之害。因消化較難故也。又衰老、胃弱、產後等、皆忌食。

魚酢

性質 魚酢、由多量之醋分而成。又含幾分之糖醬。甘平無毒。人恒嗜之。但不免味鹹之嫌。

效能 爲營養上之品。有殺蟲之効。

注意 無鱗魚之酢有害。

鮑魚

性質 鮑魚之乾。辛而有臭。無毒。性爲保存食品而珍重之。

效能 强無美味。而嗜者特愛之。

注意 肉硬而消化難。病人及齒力弱者忌食。

鼈

性質 鼈有天性奇形。其味有美惡。大都無毒。然不爲常食。

効能　治帶下、腰痛。

注意　三足者。赤色者。獨目者。頭足不縮者。腹有王字者。腹有蛇文者。在山上（旱鼈）者。皆有毒。不宜食用。

蟹

性質　蟹具多數之足。味鹹。有小毒。

効能　有散熱之効。人恒嗜食之。

注意　獨螯。獨目。六足。四足。腹下有毛者。腹中有骨者。頭背有星點者。目赤者。皆有毒。不宜食用。

石決明

性質　石決明、含鹹無毒。人之好嫌各異。

効能　有効於諸眼病。

注意　消化難。故忌多食。

牡蠣

性質　含有多量之鹽分及甘糖。而無毒性。

効能　貝類、大都無滋養力而消化難。惟牡蠣則不然。故宜於病人之食。其貝燒炙之，可爲藥用。

注意　無可述之處。

鱧

性質　鱧、味甘而無毒。

効能　補虛弱。產後食之有効。

注意　病後、虛弱。運動少者。皆忌食。

魁蛤

性質　魁蛤、甘平無毒。含有多量之水分與鹽分。

効能　健胃。助消化。

注意　能起胸痛、嘔吐。

淡菜

性質　淡菜、卽貽貝。雖非美味。然無毒性。

効能　治帶下。消宿食。

注意　無營養之效。忌多食。

蜆

性質　蜆爲小貝。含有水分及鹽分。而無毒性。

效能　利尿。解酒毒。

注意　有微毒。多食則發咳嗽。

田螺

性質　田螺、含有最多之水分。無毒性。欲食之時。宜預入清水中。使之吐出其泥水。

效能　止目熱。消酒毒。

注意　多食則停滯。催下痢。

蝸螺

性質　蝸螺、含有多量之水分與甘味。爲無毒之食品。人之好否各異。

效能　能解熱、去水腫。

注意　不强壯者不可食。

海膽

性質 海膽、味極美。為酒客之所好。
効能 治久泄痢有大効。
注意 含有澁味。胃弱人忌食之。

蚌

性質 蚌、生於池塘之中。味至淡薄。不甘美。為賤者之食。
効能 勞働者食之無害。但須定其食量。
注意 多食則起腹部之患害。貴人所不食者也。

辛螺

性質 辛螺、為螺之一種。含有少量之鹽分與多量之水分。
効能 强壯者食之。則覺痛快。深嗜之者足以止飢。
注意 肉硬而消化難。故胃弱人及病人皆忌食。

榮螺

性質 榮螺、甘美無毒。調理得宜。則成佳品。
効能 少量食之。則養體力。適於病人之食用。

肉硬而消化難。故胃弱者、運動少者、皆忌食。因有食滯之患故也。

蝛蜼

性質　蝛蜼。俗謂之蛟。甘美淡薄。人多嗜之。

効能　較諸榮螺。則彼爲甘鹽。此爲甘辛。適於病人之食用。强壯者食之。則有爽快之感。

注意　胃弱人忌食之。

海茸

性質　海茸、肉長數寸。內空如竹筒。生於泥海之中。其味佳美。人多嗜之。

効能　漬於鹽及砂糖中者。雖遠輸於他處亦不腐敗。本品絕無腥味。不類於貝。殼中有腸。肉在於殼外。而有殼短肉長之異形。適於强壯者之食用。

注意　爲不消化物。故胃弱者病者皆忌食。其腸中有毒。食之能起腹痛。

指甲螺

性質　指甲螺。多生於海濱。形大如豆而稍長。其殼似蟶。其肉及足出於殼外者寸許。(如鼠尾)味不甚甘。有毒性。

效能　強健人及勞力者得食之。

注意　爲劣等食品。中人以上者皆不食。多食則發斑。

小蛤

性質　小蛤生於淺海之砂中。殼上有堅皺。出黃白淡紅之雜花文。味淡薄。無毒。多產於東海。

效能　患者食之不忌。有溫腹部之效。

注意　肉堅硬而消化難。易停滯於胸膈。胃弱人病人食忌之。

大田螺

性質　大田螺。與田螺相同。生於沼澤湖池及水田中。形類於螺而得名。冬則蟄伏於泥中。春暖之候則浮出。縱橫自在攝取食物。於苗代蒔籾之時期發育最速。故大有害於苗生育。

效能　於運搬不便之地。取殼蒸之。置日下曝乾。貯藏之以供不時之需。其殼燒炙後。可爲石灰之代用品。

注意　田螺於瘠田中而生育者。研究其驅除之法最爲重要。於此目的。奏效易而肥稻者。莫過於石灰。若芟除田草而施之。於二年間可無餘孽。

蟇

性質 蟇有數種。赤蟇細長。自頭部至口端細尖。褐而爲淡赤色。可供食用者。惟此一種。

効能 赤蟇之脫皮者。味美而類於雞肉。棲息於山谷者。有益血液之循環。凡小兒營養不給而陷於衰弱者。食之有効。

注意 其形醜惡。人多不食之。神經質之人食之。則易起疾病。

第九章 鳥肉之部

鳥肉之總說

性質 鳥肉賞美之者頗多。其成分含有水分、蛋白質、脂肪、纖維、澱粉等。其爲滋養之物可知也。今民間所通行者。皆具天然之美味。故位諸魚肉之上。而深貴重之。

効能 鳥肉對於身體之効用。有催促溫暖及滋養之効。故吾人深貴重之。就中雞鶩之肉。其最著者也。

注意 鳥肉以消化甚惡為通則。故虛弱人過度食之則有害。

鶴

性質 鶴有玄白黃蒼之四種。玄者之味為上品。形小而足黑。白者形最大。味劣。又丹頂鶴者。壽頗長。千歲而不死。中國朝鮮人多不食之。鶴之脂肪甚多。味似鴨而稍劣。

效能 能增氣力。其卵解痘毒。故小兒宜食之。

注意 脂肪甚多。故有害於痰毒。

雁

性質 雁、成長於寒地。含有多量之脂肪。味殊美。常羣集於水邊。

效能 味美。故為貴人之食。久食則壯筋骨。治痲痺。

注意 雁種甚多。有白雁、雁金、新方雁。鴻等之區別。凡生腫物之人忌食之。

鴇

性質 鴇味劣於雁者數等。人之好否各殊。要之鴇雖無毒。而非珍貴之品也。

效能 調理得宜。雖可為食品。然醃炙而食之為艮。其効用、能溫腹部。適於冬寒之食。

注意　奔走少者食之。則有停滯之患。

鳧

性質　鳧為食用中之上品。十月以後立春以前者。有益於病者。味甘涼無毒。

効能　有扶助消化。治水腫之効。

注意　忌同食者。為胡桃、茸及豆類等。於同一之種類。有黑鳧、葦鳧、尾長鳧、甲鴨、小鴨等諸名稱。就中味較綠頭為劣者。惟刀鴨、尾長鴨。次之則為黑鴨。其味極惡。不堪於食用。大凡鳧之棲息於水田川澤中者為上品。棲息於海邊者。則味腥而劣。

鶩

性質　鶩為鴨之一種。其形相似。故謂之家鴨。味甘冷。有微毒。比於鴨則為下品。

効能　有補虛治熱痢之効。

注意　黑鴨之肉有毒。目白者則有大毒。不宜食用。

鵝

性質　鵞肉、甘平無毒。白鵞辛冷。蒼鵞有毒。

効能　能强壯身體。病者食之。則有滋養之効。

注意　能起中暑之患。多量食之。則消化難而催嘔吐。

鷺

性質　鷺味帶鹹。含有少量之鹽分與糖分。爲無毒之食品。貴賤皆得食之。

效能　夏月食之。則最甘美。故厨人以夏鷺充冬鴨。然炙熟而食之爲便。鷺之種類甚多。有名鳥迴者。大而足黑。有名大鷺者。嘴黃足黑（或呈淡黃色）其他有兩鷺者。常集於野。有野間夏鷺者。嘴長而黑。味較小鷺爲劣。然其効相似。

注意　小兒忌食。

護水鳥

性質　護水鳥。俗謂之方目。常在田澤之中。形似鷗鷺。而爲蒼黑色。頭有白肉冠。足赤。見人輒鳴。含有多量之脂肪與少量之糖鹹分。爲無毒之食品。

效能　炙食之。能解魚鰕之毒。健全人食之。則有滋養之効。

注意　脂肪甚多。故病者食之則有害。小兒尤不適宜。

秧雞

性質　秧雞。一名水雞。味甘溫無毒。

效能 為營養上之食品而無害。

注意 其効甚少。因之其害亦不大。惟多食宜愼。

鷓鴣

性質 鷓鴣、為無毒之食品。

效能 炙而食之。味殊美。可治痔漏、脫肛。

注意 過度食之。則損腹部。小兒忌食。

鴛鴦

性質 鴛鴦、多不供於食用。然有時亦食之。其成分含有多量之鹽分。故毫不甘美。

效能 食之令人肥麗。

注意 忌濫食。

鸕鷀

性質 鸕鷀、不為人之常食。然厨人間亦用之。味鹹酸。有微毒。

效能 有利水之効。

注意 調理失宜。則腥臭甚而不堪於食用。虛弱人食之則有害。

鷗

性質 鷗亦水鳥之一種。含有多量之甘糖。無毒性。適於貴賤老幼之食料。味不甚美。

效能 能治渴。

注意 調理失宜。則腥臭而不可食。

鶉

性質 鶉味含多量之糖質。為亞於家鴨之良食品。

效能 實筋骨。有消熱之効。為貴人之食品。

注意 五月以前忌食。與菌同食。則發痔疾。

鵪

性質 鵪味甘溫無毒。為適當之食品。

效能 有補虛溫中之効。

注意 別無可記之處。

雉

性質　雉棲息於山中。毛色美麗。含有多量之酸分與水分、爲無毒之食品、能催腹溫。

効能　有治洩之効。炙食之則味美而爲貴人之食。

注意　秋冬雖有益於人。而春夏者有毒。久食則令人身瘦。與胡桃同食則發頭痛、眩暈。與菌類同食。則下血。與蕎麥同食。則生蟲。與葱同食則生寸白蟲。

鸐雉

性質　鸐雉、與雉相同。顏色美麗而棲息於山中。其肉甘平。有小毒。

雀

性質　雀爲小鳥。其味含有少量之甘糖。爲無毒性之食品。

効能　炙食之。則味甚美。有治帶下之効。

注意　忌與李同食。

燕

性質　燕爲暖地之產。雖不可爲常食。而味酸平無毒。但不甚美。

効能　營養上雖稍有裨益。然不可爲平素之食。

注意　燕能捕食農產物之害蟲。故日本常視爲保護鳥。而以法律禁止其捕獲。

告天子

性質　告天子、一名雲雀。色褐似鶉而小。常飛鳴於雲端。甘味溫無毒。

効能　鹽藏者。能治泄痢。

注意　多食則易眩暈。

竹雞

性質　竹雞之味。含有幾分之甘糖。爲無毒性之食品。

効能　能殺惡蟲。煮而食之。於營養上有効。

鴉

性質　其形醜惡。全身爲黑色。味酸澁。無毒。然不可爲常食。

効能　食之治咳嗽。

注意　其肉澁而且臭。不堪於食用。

鴿

性質　鴿、棲息於山野。又飼養於人家。最易馴人。其味鹹平無毒。

效能　能解諸毒藥。患人馬疥者。食之則有顯効。

注意　多食則減藥力。

青鶴

性質　青鶴爲鴿之一類。然成分稍異。其味甘平無毒。

効能　補虛。治惡瘡。其他與鴿無異。

注意　須去肝而食之。否則肉苦而不可食。

雞

性質　雞有棲息於山野與飼養於人家者之二種。其生育之法各異。故其成味亦稍有不同。然大都甘溫無毒。且頗有美味。

効能　丹雞之肉能補虛。黃雞有益於老人。要之皆有滋養之大益者也。

注意　玄雞白首而有六指四趾者。已死而足不伸者。皆有毒。不宜食用。鬪雞之能鳴者。亦有毒。雞肉忌與胡蒜芥李同食。與兎肉同食。則起下痢。

計里

性質　計里。含有多量之甘分。爲溫暖無毒之食品。然非平素之食。

效能 治肺勞及隔噎病。

注意 多食則起腹痛。故雖強健者亦不宜濫食。

鵪

性質 鵪之種類甚多。有黑鵪、磯鵪、鍬鵪等之別。然皆爲同一之鳥類。含有多量之甘糖。其味頗美。

效能 有滋養之效。故患者食之無害。

注意 多食則起嘔吐。生熱氣。

鴇

性質 鴇爲野鴈之一種。味甘平無毒。卽鴈之不存美味者也。

效能 有補虛之效。

注意 自古以來不爲常食。且不存美味。都會之人多不食之。

鳥卵

鳥卵之總說

性質　鳥卵由富於滋養分之混合物所成。其中最著者惟雞卵。其成分自水分七四、五蛋白質一三、五脂肪一〇、五鐵成分一、五而成。卵白之水分尤較卵黃爲富。卵黃中富於脂肪鑛成分。則以燐酸鹽及鐵爲重。但一个之卵含有五十至五十五瓦之重量者。必含有一瓦弱之窒素。

効能　專恃卵以補窒素之缺乏者。一日間不可不食二十个之卵。若欲補酸素之缺乏則不可不用四十餘个。然服用之法。以半熟者爲宜。已熟者決然無効。

雞卵

性質　雞卵之白部。自八十三至八十九分之水分、十二至十五分之蛋白質、及砂糖、脂肪、曹達鹽、炭酸鹽、硫酸鹽等各種之成分而成。其黃部自五十四分之水、七十一分之蛋白質、二十九分之含酸脂肪、及剝篤亞斯、新[illegible]、[illegible]酸、鹽酸、酸化鐵等而成。其卵殼自炭酸加爾基及燐酸加爾基而成。爲健康上有裨益之食物。然依母雞之種類與飼料及飼養法。常生種種之變化。故就各種而分析之、[illegible]不免稍有差違。於此依前記之成立爲標準可也。

効能　雞卵之有益於人身而營養上効力甚多[illegible]、[illegible]世人之所確認。然多量食之。

則有妨消化。害胃部。誘起下痢。且其滋味縱豐。非半生半熟者。亦不能以有効。

注意 因自已之食用而飼養雌雞。使之產卵者。若待雌雞產二三卵後而取出之。則不如產後即次第取出之為宜。如斯取集之卵。雖久經日數。亦無腐敗之處。蓋雌雞產卵之際。常發多少之熱者也。又雞性善怖而多疑。產卵之時。疑怖益甚。往往蒼皇奔走。選擇產所。故產卵時。尤宜遠離其產所。使之絕無恐怖之念慮。否則致折角產卵而中止於中途。

鷺卵

性質 鷺卵之味。較雞卵為劣。然甘鹹無毒。且有滋養之効。

効能 定其量而食之。則強健身體。且有去胸腹之熱之効。

注意 忌與李子及鱉同食。

鵝卵

性質 鵞卵甘溫無毒。比諸家鴨之卵則味劣。然滋養之効相同。

効能 定量食之。則有強壯之効。可為病人之食。

注意 過食則強壯者亦忌之。濕毒深者尤忌食。

雞肝

性質 雞肝、爲雞之肝臟。從種類之不同而有大小之異。効能亦因之而有差違。大抵有惡臭。其形扁平。自中央向於下部。分裂爲二片。呈暗紫紅色。恰如血塊。其質軟弱。大者如手掌。周緣比諸中心則薄。裂面則向左方下面而傾斜。

効能 增進精力。治衰弱。

注意 販賣於市場之雞肝。僞物頗多。凝結雞血使之乾燥而僞充者有之。此等僞物。毫無効益。又有以他鳥之肝而混充者。故欲得善良之肝。須擇新鮮而不乾燥者爲良。至其効力之强大。則以全體黑色之雞爲良。

第十章 獸肉之部

獸肉之總說

性質 無論魚鳥獸肉。其含有之水分。皆達於百中七十至八十之多。貴重之物質。則有百中十六至二十三分之蛋白質。其中筋纖維最多。其他有生膠質。於體肉及魚肉中。其量尤大。含有百中之四、四。又有脂肪。雖在瘠肉中。亦不下一分至二分。肉中因蛋白質之變化。又生種種之物質。(附加其固有之味於肉間)如越幾斯、有機酸類、加里、燐酸是也。

效能　肉爲吾人所食用。多滋養之效力。且基於年齡飼料或部分而異其味。例如截牡牛之睪丸飼養之。別其肉柔軟。味佳美。

注意　肉之精分頗强。故病毒多者。食之反感痛艱而遲緩其全愈。普通人所嗜好之豬肉。能使舊疾復發。然應用醫藥之人。保養上頗有效益。

牛

性質　牛肉、古時不過供祭祀之用。自發明其富於滋養分。而需用頓增。至於現今。遂視爲第一之食品。其成分自水分、蛋白質、筋纖維、脂肪等而成。就中水分脂肪尤多。其味甘溫而美。有滋養之效。人多嗜之。誠人世間有益之食品也。

效能　現今牛肉之盛用於食品者。雖因西洋人謂牛肉爲最有效能之物而起。然亦由於甘美之適於嗜好故也。其效用能强壯腸胃。治婦人之消渴。西洋人常謂任何之重患。皆得食之。

注意　黃牛之肉能發病。斃牛之肉不可食。白首者亦不可食。與韭薤同食。則生熱病。與生薑同食。則損齒。强健而腸胃厚實者。食之無害。然稟性柔弱、腸胃脆弱者。決不可食。是因消化甚難故也。又運動不足者。食之則致食滯。生食者則生絛蟲。

豚肉

性質 豚肉、爲亞於牛肉之貴重肉類。歐洲諸國。消費之額。平均之。每日每人。當於二十八錢餘。日本則有嫌忌之風。而需用甚稀。蓋豚肉常因一種之寄生蟲而生絛蟲。食之殊爲危險。其原因。多由於飼法之不熟練。或不注意之所致也。然豚肉最富於脂肪。食用以外。得其利益者頗多。分析之。則其成分。爲水分五五。蛋白質一四。脂肪二八。鹽類二、六。比之於牛肉。雖稍劣。而亦不至遽下。最適於貯藏。爲食肉中之第一等。又適於臘乾或鹽漬。洋人之貴重豚肉。良有以也。

効能 其効能。不獨供於食用。且其脂肪。於器械上亦大有効用。屠一頭之豚。則可得多量之肉。骨腸皮毛等。可爲特効之肥料。其他用途甚多。無用而廢棄者殊少。其飼育法甚易。人人得而爲之。除金石以外。無不可爲其食料。又因其爲動物。故以廢棄物爲飼料已可。世俗常言。無家畜者無肥料。蓋農家肥料第一之製造者。實家畜也。

注意 調理不得其宜，則與不消化物相同，無益於營養，而反有害。故食豚肉者，宜選精良之品，於高度之熱而煮熟，注意以調理之爲要。飼料，雖用廢棄物而已足，然亦不可不加選擇。凡脂肪質最强者，必因飼料之惡劣，其肉食之有害。最良而最適當者，以小麥、玉蜀黍粉、甘藷、馬鈴薯等爲第一。魚獸肉之腐敗者，使多量食之，則僅增其脂肪分，而不能得良肉。於製造臘乾，最不適當。故以甘藷、馬鈴薯之莖根、蕪菁、南瓜、醬油渣之類，溶和於水而與之爲良。其他富於澱粉者爲最良。但薑、胡椒之類，決不可與。

狗

性質 犬以黃犬爲最，黑白者次之，其他皆不可食。味酸鹹，無毒，人多不食之。

效能 有健腎之效，適合於冬季之食品。

注意 忌與魚類及蒜同食。患消渴者、熱病者，皆不可食。又疲犬、病犬、狂犬、斃死者、目赤者、有毒者，皆不宜食。

羚羊

性質 羚羊，皮厚毛深，適用於爲褥。其肉含有甘糖，無毒性，適於食用。其角之用頗廣。

効能　炒熟而投於酒。經宿飲之。則可强壯筋骨。其他有滋養之効。

注意　肉味不甘美。多食無益。小兒、妊婦、尤忌食。

貍

性質　貍、棲息於山林土穴。性喜暖。味甘平無毒。爲下等之食品。

効能　別無可記之處。

注意　有時有毒性。

狐

性質　狐味甘溫無毒。爲下等之食品。

効能　煑炙而食之。則有補虛消蟲之効。

注意　微有毒性。婦人、小兒、勿食爲宜。

水獺

性質　水獺、棲息於水邊。捕魚而爲食。味甘鹹無毒。

効能　有催進血行之効。

注意　忌與兎肉同食。又忌過量食用。

羊

性質　羊之成分。與牛豚等大同而小異。

效能　健胃之效。非他獸肉之可比。

注意　有害於瘧疾、熱病等。白羊、黑頭、白頭、獨角者。皆有毒。

熊

性質　歐人多不食。日本人頗嗜之。其成分。含有水分、蛋白質、脂肪、筋纖維等。味甘平佳美。爲無毒性之食品。

效能　補虛羸。其膽爲藥用有效。毛皮爲貴人所愛重。

野猪

性質　野猪、爲食肉中之第一甘美者。其成分與他獸無異。然脂肪分頗富。爲無毒性之食品。

效能　治癲癎。止下血。

注意　病者食之。則減藥力。靑蹄者有毒。不宜食用。

乳汁

性質　乳汁、如牛、羊、馬、駱駝、山羊等之乳。其成分中除浮遊之脂肪球外。含有蛋白質、乳糖、溶解鹽類、膨脹之乾酪素者也。健康之牛乳。百中含有八四、五至八八、五之水、三至七之乾酪素三、五至五、五之乳糖、三至六之脂肪、二至七之鑛性成分。然由飼養法之不同。有時亦稍有差異。

効能　乳汁、適用於滋養上。固不待言。然放置空氣中時。乾酪素之一分分解。而其中之乳糖。起酸性醱酵。生多量之乳酸。故其餘之乾酪素起凝固。而乳汁亦凝流。乳汁之煑熟者。堪於保存、加曹達或石灰水於乳中。亦能持久不壞。

注意　乳汁有時全變其性質。而爲人之病源。卽母體有病之時。或精神起劇烈感動之時。則乳汁生變化。而有害於飲用者也。在結核性之牛乳。能傳染其病毒於人。其他屢爲窒扶斯毒傳染之媒介。又乳汁有易於吸收周邊臭氣之性。故宜注意。

醫學書局書目

買書者書款從郵局亦可匯寄

上海派克路登賢里對面 丁氏醫院發行

◉醫學門徑書

醫學指南　二角
醫學指南續編　三角
醫學指南三編　近刊
新內經　一元四角
醫學綱要　一元二角
新醫學六種　五角
實驗衛生學講本　一元二角
普通醫學新智識　四角
家庭新醫學講本　四角
公民醫學必讀　二角
醫學問答　五角

◉醫學總類

醫學補習科講義正續二編　三元
德國醫學叢書　三元
歷代名醫列傳　五角
人體寄生蟲病編　七角
西洋醫科考試問題答案　二角
腦髓與生殖之大研究　四角
子之有無法　三角
身之肥瘦法　六角
近世催眠術　五角
醫話叢存　五角
西洋按摩術講義　五角

◉生理衛生學

蒙學生理教科書　一角
蒙學衛生教科書　一角
公民衛生必讀　二角
衛生學問答　五角
丁譯生理衛生教科書　五角
生理衛生學講義　五角
人體生理圖五幅　一元
無藥療病法　四角
胃腸養生法　八角
食物新本草　六角
實驗却病法　三角
學校健康之保護　五角

◉解剖學及組織學

新撰解剖學講義　八元
組織學總論　近刊

◉中醫書類

四庫全書提要醫家類　三角
歷代醫學書目　二角
家庭新本草　四角
古方通今　二角
刪定傷寒論　二角
傷寒論通論　二角
內經通論難經通論合編　三角
正續醫說二十卷　一元四角

◉中西醫匯通書

醫界之鐵椎　八角
化學實驗新本草　一元四角
中外醫通　二元
中西醫方會通　二元

◉內科學

內科學一夕談　六角
內科學綱要　一元五角

內科全書　二元
漢譯臨牀醫典　二元二角
近世內科全書　近刊
新內科全書　近刊
新纂兒科學　一元二角
神經衰弱之大研究　三角
腳氣病之原因及治法　六角
喉痧新論　二角
實扶的里亞血清療法　五角
新傷寒論　五角
赤痢實驗談　四角
赤痢新論　四角
發疹新論霍亂新論合編　二角
花柳病療法　七角

◎癆病類

癆蟲戰爭記　四角
新撰虛癆講義　七角
肺癆病學一夕談　三角
肺病救護法　六角
肺癆病預防法　五角

◎傳染病類

傳染病之警告　四角
預防傳染病之大研究　五角
急性傳染病講義　一元二角

◎外科學

外科學一夕談　三角
創傷療法　一元四角
瘰癧之原因及治法　七角
外科總論　近刊
外科各論　近刊

◎皮膚病學

美容法　四角
皮膚病學　二元二角

◎病理學及診斷學

臨牀病理學　二元四角
病理學一夕談　三角
新撰病理學講義　四元
診斷學一夕談　四角
應用診斷學　近刊
初等診斷學教科書　七角
診斷學實地練習法　一元
診斷學大成　四元
新脈學一夕談發熱之原理合編　四角

◎細菌學

免疫學一夕談　五角
病原細菌學　近刊

◎法醫學

近世法醫學　一元八角

◎婦人科產科及育兒類

生殖譚　五角
近世婦人科全書　四元
育兒談　四角
姙娠生理篇　七角
分娩產褥生理篇合編　八角
不姙症及治法　四角
姙婦診察法　三角
產科學初步　七角
竹氏產婆學　六角

◎看護學

家庭侍疾法　八角
看護學　七角

◎藥物學及處方學

藥物學大成　四元
藥物學一夕談　六角
藥物學綱要　一元五角
普通藥物學教科書　一元六角
西藥實驗談　一元六角
新萬國藥方　三元
實用兒科經驗良方　四角

附尺牘類

國朝名人書札　一元五角
張船山先生尺牘　二角
顧亭林先生尺牘　二角
朱鼎甫先生尺牘　二角
吳穀人先生尺牘　三角
陳其年尤西堂先生尺牘　二角
惲子居張聚卿先生尺牘　二角
洪稚存楊蓉裳先生尺牘　二角
管異之梅伯言先生尺牘　二角
芙蓉山館師友王眉叔先生尺牘　二角
劉芙蓉李申耆先生尺牘　二角

宣統二年九月出版

中華民國二年十月再版

（食物新本草）

定價大洋六角

譯述者　無錫丁福保

總發行所　上海派克路　醫學書局

分售處　上海棋盤街　文明書局

上海棋盤街　商務印書館

上海棋盤街　中國圖書公司

上海棋盤街　中華書局

各省分售處

各埠文明書局　各埠商務印書館

各埠中國圖書公司　各埠中華書局

新內經

無錫丁福保編纂。第一集曰新素問。上編論縮短人壽之原理。凡十章。一、柔弱之教育。二、放逸之淫樂。三、腦力使用之過度。四、疾病及不合理之處置。五、不潔之空氣。六、飲食之過度。七、害人壽之氣質及情慾。八、誇大之想像力。九、毀壞人體之毒物。十、年齡及早老。下編論延長人壽之原理。凡十九章。一、遺傳上壯健之出生。二、合理的身體之教育。三、活潑能動的之青年。四、擯伉儷以外之肉慾。五、幸福之夫妻關係。六、睡眠。七、身體之運動。八、新鮮之空氣。與適當之溫度。九、田園生活。十、旅行。十一、清潔與皮膚之衛生。十二、良好之食品。十三、精神之平和。十四、快適之感覺及刺戟。十五、疾病之豫防及救法。十六、變死之救助。十七、老年之衛生。十八、精神及身體之修養。十九、因體質氣候及生活法不同之各長壽法。其第二集曰新靈樞。凡二十一章。一、細胞。二、組織。三、骨骼之解剖。四、骨路之生理衛生。五、筋肉之解剖。六、筋肉之生理衛生。七、皮膚之解剖。八、皮膚之生理衛生。九、消化器之解剖。十、消化器之生理衛生。十一、循環器之解剖。十二、循環器之生理衛生。十三、呼吸器之解剖。十四、呼吸器之生理衛生。十五、排泄器之解剖。十六、排泄器之生理衛生。十七、神經系之解剖。十八、神經系之生理衛生。十九、五官器之解剖生理衛生。二十、男女生殖器之解剖生理。二十一、男女生殖器之衛生。

爲醫家必讀之書爲教員學生必讀之書可爲高等小學堂中學堂生理衛生學最新之課本洋裝二册　每部一元四角

普通醫學問答

無錫丁福保譯述丁氏醫學叢書中此器官病小至發汗及睡眠罔不擇要備初學之津梁也　每部大洋五角

書名：食物新本草
系列：心一堂・飲食文化經典文庫
譯著：丁福保
主編・責任編輯：陳劍聰

出版：心一堂有限公司
通訊地址：香港九龍旺角彌敦道六一〇號荷李活商業中心十八樓〇五一〇六室
深港讀者服務中心：中國深圳市羅湖區立新路六號羅湖商業大厦負一層〇〇八室
電話號碼：(852) 67150840
網址：publish.sunyata.cc
淘宝店地址：https://shop210782774.taobao.com
微店地址：　https://weidian.com/s/1212826297
臉書：　　　https://www.facebook.com/sunyatabook
讀者論壇：　http://bbs.sunyata.cc

香港發行：香港聯合書刊物流有限公司
地址：香港新界大埔汀麗路36號中華商務印刷大廈3樓
電話號碼：(852) 2150-2100
傳真號碼：(852) 2407-3062
電郵：info@suplogistics.com.hk

台灣發行：秀威資訊科技股份有限公司
地址：台灣台北市內湖區瑞光路七十六巷六十五號一樓
電話號碼：+886-2-2796-3638
傳真號碼：+886-2-2796-1377
網絡書店：www.bodbooks.com.tw
心一堂台灣國家書店讀者服務中心：
地址：台灣台北市中山區松江路二〇九號1樓
電話號碼：+886-2-2518-0207
傳真號碼：+886-2-2518-0778
網址：http://www.govbooks.com.tw

中國大陸發行　零售：深圳心一堂文化傳播有限公司
深圳地址：深圳市羅湖區立新路六號羅湖商業大厦負一層008室
電話號碼：(86)0755-82224934

版次：二零一七年十月初版，平裝

心一堂微店二維碼　心一堂淘寶店二維碼

定價：港幣　一百三十八元正
　　　新台幣　五百五十元正

國際書號 ISBN 978-988-8317-84-4